JN242047

絶対成功する

腎不全・PD診療 TRC
〈Total Renal Care〉

第2版

治療を通じて人生を形作る医療とは

監修・編著 **石橋由孝**

編著 **上條由佳 藤本志乃**

中外医学社

■執筆者（執筆順）

石橋由孝　日本赤十字社医療センター腎臓内科部長

上條由佳　日本赤十字社医療センター腎臓内科医師

山根朋子　元日本赤十字社医療センター栄養課管理栄養士

藤本志乃　"食べる"を楽しむためのカウンセリングルーム Le:self 代表／臨床心理士・公認心理士

武藤　崇　同志社大学心理学部心理学科教授

大塚　類　東京大学大学院教育学研究科基礎教育学コース講師

齋藤　凡　東京大学医学部附属病院看護師

藤原玲子　日本赤十字社医療センター血液浄化センター看護師

会田薫子　東京大学大学院人文社会系研究科死生学・応用倫理センター上廣講座特任教授

清水哲郎　岩手保健医療大学学長

冨田ゆかり　医療法人社団博腎会野中医院看護師

山本則子　東京大学大学院医学系研究科健康科学・看護学専攻高齢者在宅長期ケア看護学分野教授

武藤真祐　医療法人社団鉄祐会理事長

榊原哲也　東京大学大学院人文社会系研究科基礎文化研究専攻哲学専門分野教授

巻頭言

　前版は幸いにも好評をいただき，このたび改訂版執筆の機会をいただくことができた．著者を代表して中外医学社の五月女様，上村様，編集部の皆様，そして読者の皆様に感謝申し上げたい．

　腎代替療法の技術の進歩により，末期腎不全に至った後も患者の長期生存が可能となった．私たち医療者は，治療技術の提供のみならず，患者および支援者の生活の質を高めるための支援を，長期間にわたり各々の日常の活動範囲にあわせて行う必要がある．

　本書ではこのような時代背景から技術面の記載は最小限にとどめ（これについては姉妹書である『腹膜透析・腎移植ハンドブック』などに譲りたい），主に腎不全患者の精神心理・社会生活面を含めた診療の視点を記述することを目的としている．個別性（心）をみる視点として，「人文知や精神医学・神経科学」の知見の導入を試みた．

　1章では，全人的・総合的腎疾患・腎不全医療アプローチ（Total Renal Care: TRC）の概念について，本書の全体の展望を示すことができるように改訂を試みた．

　2章では，腎不全患者さんの典型例を取り上げた．読者の皆さんはどのように診療していかれるであろうか．

　3章では，PD診療の身体管理のポイントである体液管理と感染に絞り記述した．

　4章では，疾患ライフの受容段階とそれに基づくアプローチについて記載した．

　患者教育は患者の背景（受容段階）に応じて方法を工夫する必要がある．実践に際しては，医師・看護師・栄養士・臨床心理士・運動療法士・社会福祉士などの多職種のチームそれぞれが主体的に関与して情報共有して患者の多面性をカバーするチーム医療が必要となる．医師はチームのリーダーとして全体をまとめることが役割となる．

　5章では，腎代替療法選択について，6章では高齢者腎不全医療について述べた．いずれも腎不全ライフの重要局面である．6章では「サルコペニア・フレイル」，「Shared Decision Making」と関連の深い「支援者との関係性とその調整」，「アジ

アとの比較からみえる日本の課題」，終章では，「個のみかた」について専門家の先生方にご執筆いただいた．

　本書が一人でも多くの腎不全医療に携わる医療者のお役に立つことができれば幸いである．

　　　令和元年　夏

石 橋 由 孝

目次

全人的・総合的腎疾患医療アプローチ (Total Renal Care: TRC)

死の受容から生の受容へ

　近代医学の進歩はめざましく，腎疾患の分野においても，身体面のガイドラインはかなり整備された．末期腎不全は，わずか50年前までは「死の病」であったが，今や30～40年以上生存される方もおり，名実ともに慢性疾患にパラダイムシフトしたといえる．これらは自然科学を中心とする現代医学の進歩の賜物であり，普遍性・客観性を重視した形で発展した．

慢性疾患の診療に必要な医療者の視点

　それでは，慢性腎不全とともに生きる患者さんと支援者をどのようにみていったらよいのか．医療者が新たな課題を問われることになった．慢性疾患とは，その疾患とともに生きる人間の個人的経験・物語である[1]．倫理学者の和辻哲郎によれば，「人間であるということは世の中と交わり，そこで自分の役割を果たしながら自己を生かすこと[2]」となるが，現代医学のガイドラインは「自己を生かす」ということの記述が乏しい傾向があると思う．

　現代医学（自然科学が中心）が普遍的・客観的な学問である一方で，人文科学は「人間」を研究する学問である．その成果は「自分自身がどのように生きたらよいか？」というなんぴとにとっても差し迫った問いに対して答える「使命」をもっている[3]．さらに近年，心（個別性）の物質的基盤を説明しうる精神医学・神経科学の進歩も著しい[4]．普遍性・客観性を重視して発展してきた現代医学の成果に，人文知や精神医学・神経科学の視点を導入することができれば，より多くの腎不全患者の個別性に即した医療が提供できるのではないかと思われるのである．

人間の個別性

　仏教学者の中村 元によれば，人間は一人ひとりがすべて異なる存在であって，その人生において独自の役割がある．この点について，少し詳しくふれてみたい．

　「人間の個別性は，それぞれの人が受けている無限に多くの原因・条件が異なっているということによって，初めて説明がつく．因果関係は無数で，個人によって過去からの制約が違い，現れている姿が皆違うのである．それらの諸原因，諸

条件が内容的に全く同じであったならば，どの人も全く同じ姿，同じ顔をしていて，差異はないという事になってしまうが，いかなる点でも全く同じ人というのはありえないわけで，同じ父母から生まれた二人の兄弟でも，種々の点で相当に異なっている．いかなる人も独自の存在であり，他人と代えることができない．そのことは，眼に見えない過去から受けているものが異なるからであるということで，原理的には説明できる．また個人というものは，個人だけで成立しているものではなく，あらゆる人と絡み合い，共存している．未来も同様に，一人ひとりが作るが大勢の人の協力によって形成される．一人ひとりの個人は，計量されうる世界においては「員数」を満たすひとつの単位に過ぎないが，独自の仕方で全宇宙を含んでいるという点では，全く独自である．その境地に立って初めて，一人ひとりが尊いということが言えるし，また，それを自覚することが，人生における実践に喜びを与えてくれるものである．与えられれば喜ばれるというものには，金銭，地位，名誉などがあるが，これらはみな計算されうるもの，他人と代置されうるものであるが，その人独自の活動というものは，代置されないわけで，非常に小さな人間が非常に大きな意義を持った存在となる．人格の完成というのはその独自の意義において，完全に生きるということではないかと思うのである．[5]」個別の人間は，その人独自の人類共同体における役割が何かしらあるはずである．患者および支援者の独自の方向性・価値を支援していくことが腎不全医療に携わる医療者の本来的な価値である．

心のステージ

　独自の価値を考えるときには，「ヒトの心」，「ヒトの心の発達プロセス」，さらに「ヒトの心と社会（他者とのつながり）」について考える必要がある．

● ヒトの心
　神経科学者・精神科医のポール・D. マクリーンは，爬虫類脳（反射脳）・哺乳類原脳（情動脳）を「古い脳」，新哺乳類脳（理性脳）を「新しい脳」と呼び，3つの脳の進化「反射脳・情動脳・理性脳」をあわせて「人間らしさ」の起源としている[6]（図1）．
　また，情動研究の脳科学者・精神科医のジョセフ・ルドゥーは，生存のためのシステムとしての情動脳と情動行動の重要性を説いている[7]．

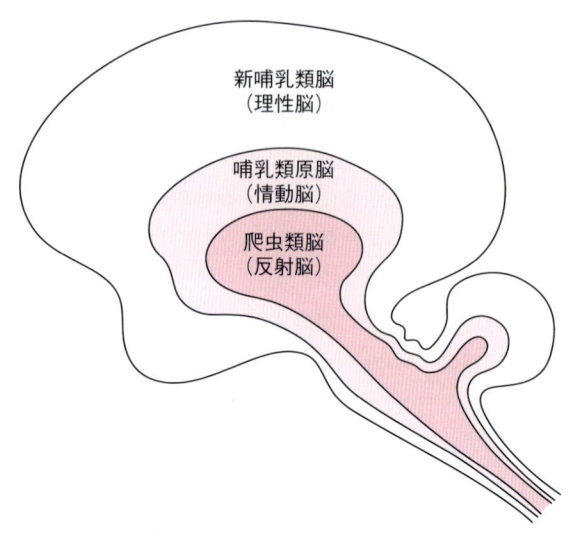

図1●三位一体脳（用語の操作論的定義）（ポール・D. マクリーン. 三つの脳の進化—反射脳・情動脳・理性脳と「人間らしさ」の起源. 東京: 工作舎; 1994. p.23[6]より改変）進化の過程で人間の前脳は爬虫類，前期哺乳類，新哺乳類から解剖学的・生物学的構成を引き継いだ 3 つの基本構造を発達させた.

● ヒトの心の発達プロセス

　個人としてのヒトの脳の発達も，生物学的な脳の進化の歴史と同様に脳幹→情動脳→理性脳の順番である（図 2）[8,9].

(1) 母胎内および誕生直後[10-14]

　①受精卵から始まる生命において，両親から受け継いだ遺伝的要因などの生物学的資本をもとに，主に親子関係により影響を受けた早期環境因子により情動脳（辺縁系）の初期設定ができると考えられる.

(2) 思春期（自我・価値の形成）[10-14]

　①情動脳を土台として，高次連合野の髄鞘化による高次脳機能が発達していく.
　②親子・家族関係により継承された価値が，思春期に仲間や社会とかかわることにより社会価値として内在化され，理性脳に主体価値が形成されていく（図 3）.

JCOPY 498-22429

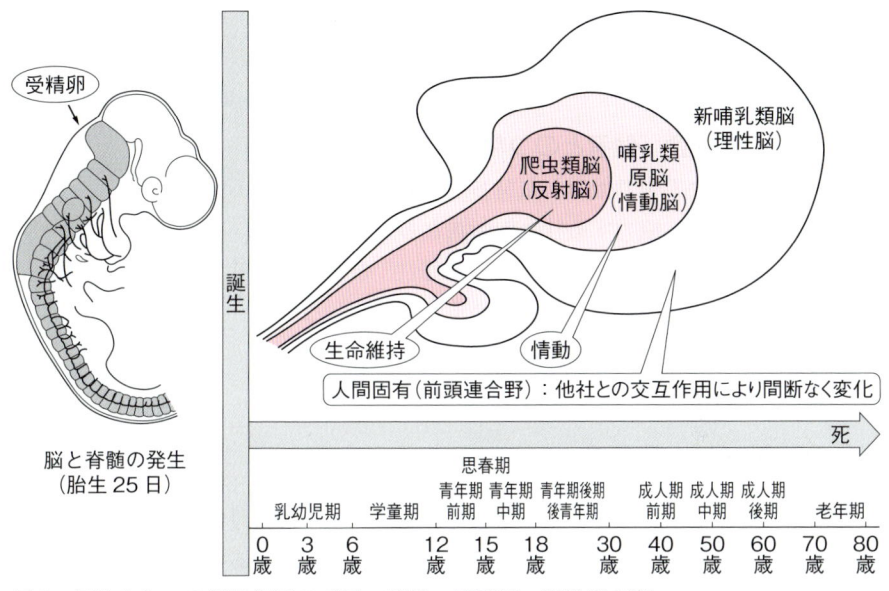

図 2 ● 個体としての脳神経系の成長：脳幹→情動脳→理性脳の順

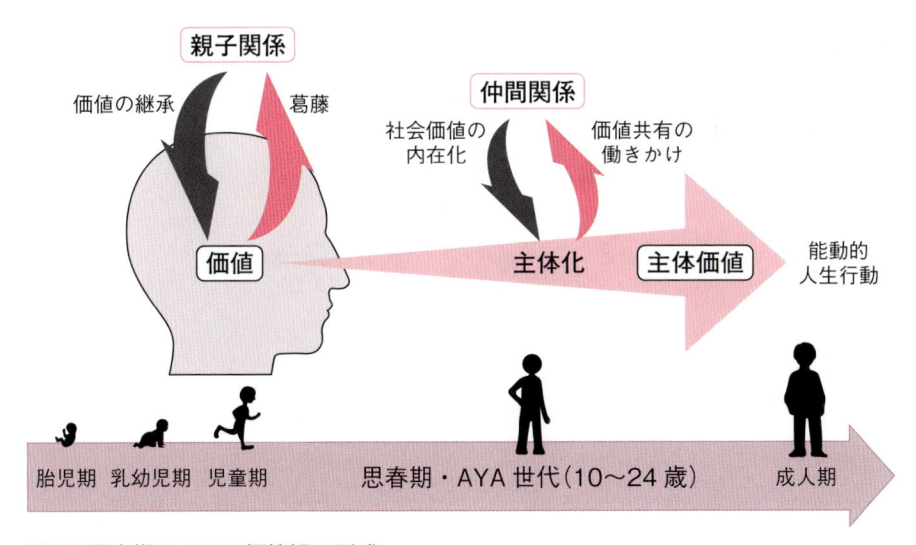

図 3 ● 思春期における価値観の形成

③脳という生物学的な存在と対人関係という社会的な事象とが，言語と愛情を介することで自己制御へと結びつき，人間らしさが形成されていく．

(3) 老年期

「高齢者腎不全医事」の項で後述する．

● ヒトの心と社会（他者とのつながり）

①ヒトは，社会の中で他者と気持ちを通じ合わせて生きる動物である[15]．

②ヒトは，相互に協力する社会的動物として進化した[16]．

③孤立は，情動脳が活性化し不安や易怒性[17]の原因となりえる．この感情は他者とつながりたいことの無意識の現れかもしれない．

④孤独の解消がより本質的に必要と思われる．

心のステージと腎不全

腎疾患・腎不全は，生涯にわたる病である．人生のどの段階で罹患したかにより患者の受け止め方は異なるであろうし，腎疾患に罹患することで，患者は社会から切り離された感覚をもつこともありうるであろう．患者の心のステージと腎不全の影響について意識しておくことは重要と思われる（図4）．

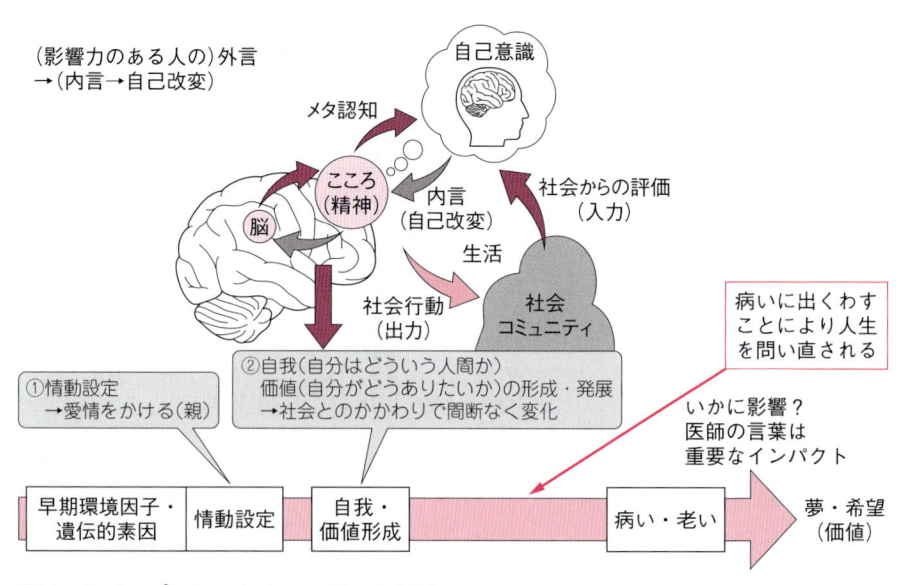

図4●ライフプロセスと病い・老いの経験

JCOPY 498-22429

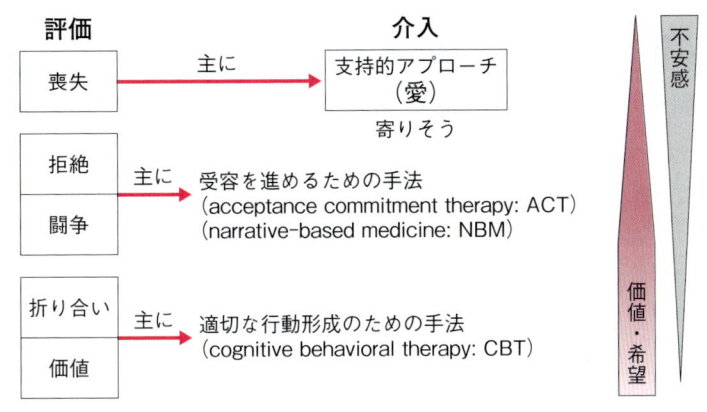

図5●受容段階に基づいた患者教育
受容段階は変化する．実際に患者をみるときは愛情を基本として受容を進める手法と適切な行動形成のための手法を駆使していく．

①病いはストレス経験である[18]．

②ストレス（強い，慢性化）は記憶に残りやすく，情動脳の設定にかかわる[19]．

③医師は，過去や現在の病いの経験は，情動が不安定になりやすい医学的理由があることを知り[20]，寛容の心・態度で支えることが大切である．

④受容段階に基づいた患者教育について図5に示す．詳細は4章「患者教育（自己管理）」を参照してほしい．

絶望の淵から人生の価値へ

腎臓内科の外来で，医師から「末期腎不全です．透析療法が必要です」などと突然宣告されると，患者は無力感や絶望的な気持ちから，人生に対しても腎不全に対しても無気力になってしまうことがあるが，無理ならぬことと思う．これから終生にわたって長く続く，抜け出すことのできない腎不全生活を思い，とてつもなく重い不安な気持ちに押しつぶされそうになる，あるいは目を背けたくなるのではないかと思う．

私たち腎臓内科医からみれば，腎不全は背中にある腎臓という2つの臓器の機能低下と捉えられるが，患者の立場からみれば，今後の人生に立ちはだかり，行く手を遮る巨大な山のようなものではないだろうか．

価値の言語化（人生の目標を言葉にする）

(1) 小児期から腎臓病，末期腎不全 40 年

　70 代の腎不全患者．小児期からの慢性腎臓病．根底に怒りや不安の気持ちをつねにもって人生を過ごされていたかもしれない．無理からぬことである．晩年に「何らかの形で医療への貢献を通じて人の役に立ちたい」とおっしゃられ，実際にそのように行動された．40 年来の腎不全生活の生きた証そのものに思える大変に立派な人生である．

(2) 腎代替療法選択—価値の言語化（人生の目標を言葉にする）

　70 代の腎不全患者，元教師．糖尿病性腎不全のため 50 代後半で週 3 回の血液透析導入．数年経過後，「今の状況では社会参加が難しい」と透析室スタッフに相談したところ腹膜透析を提案された．「今後，どうされたいですか？」と尋ねたところ，「今まで糖尿病も軽くみて腎不全に至ってしまった．透析治療はショックだったが，これから自分にできる社会貢献をしたい，そのために腹膜透析に移りたいと考えた」とおっしゃられた．腹膜透析に移行，糖尿病や腎疾患のケアに必要な知識を習得，良好な自己管理．教職はすでに退かれていたが，ボランティアや団地の相談役として過ごされている．

　「人の役に立つ」という価値を言葉にされて，実際に日常で実践されている方の場合，腎不全治療全体を生活の一部に取り入れられ，日々を大事に過ごされていくように思える．この場合の価値は，それこそ，金銭とか名誉とか代置できるものではなく，そのひとの独自性である．病いの経験が，人生を豊かにするように思える．

高齢者腎不全医療

　腎不全の有無にかかわらず，高齢者はそう遠くない将来に例外なく死を迎える．現代の医療は生を肯定・追及する立場で進歩・発展し，制度化されてきたと思うが，この考え方中心では，医療側も患者側も最後は敗北となる．
　人生の残された時間が短い高齢患者においては，死は生と対立するものではなく，連続したプロセスであるととらえ，自立（身体）と自律（心）を適切に支え

て安心していただくことが必要である.

「精神医学的視点(不安,せん妄,認知症,性格障害)[21]」,「死生観(の形成)」,「支援者および支援者間の距離とその調整」,そして「Advanced Care Planning」について意識をもっておく.

自立・自律が困難な高齢者は,状況の変化を危機ととらえ,情動脳が active になりやすいのであろう.周囲の者は,不安,せん妄,認知症,および性格障害について高齢者の精神医学的問題についても認識を深め,「不安を煽っていないか?」,「孤立を深めさせていないか?」と,日常生活の場面で考えていく必要があろう.そして,高齢患者が安心して・負担なく人生の最終章を過ごされるように支援する必要がある.

死生観(の形成)

宗教学者の島薗はこう述べている.「多様な価値観の現代社会.自ら迷いながら探求している患者および周囲の人々の思考に寄り添い,相手が語る言葉にじっくり耳を傾け,そのニーズに応じて臨機応変に死生観の形成を助けていくような姿勢が必要である.相手から学びながら,自分自身の死生観についても反省を重ね,深めていく姿勢が必要であろう[22]」.

支援者と患者,および支援者間の距離とその調整,そして Advanced Care Planning

高齢患者の end of life がよりよいものとなるように,支援者である家族の間の一体感を可能な限り高めていく方向に調整する.腎代替療法選択が,終の棲家がどこになるのかということとも深く関連する,という認識をもって診療することが重要であろう.

全人的・総合的腎疾患医療(Total Renal Care: TRC)

TRC の理念は,「腎不全の各段階において,患者の身体面,精神・心理面,経済・社会面を総合的にサポートし,患者および支援者(おもに家族)が主体的な人生を歩めるようにすること.人間愛が根底」,である.実際の診療での困難さや

現実のハードルはもろもろあるにせよ，この視点を心に留め，「個をみる腎不全医療」の質の向上に向けて日々精進することができれば喜びである．

文献 　1) アーサー・クラインマン. 病いの語り—慢性の病いをめぐる臨床人類学. 東京: 誠信書房; 1996.
　2) 和辻哲郎. 倫理学. 岩波文庫. 東京: 岩波書店; 2007.
　3) 中村　元. 学問の開拓. 松江: ハーベスト出版; 2012.
　4) A decade for psychiatric disorders. Nature. 2010; 463: 9.
　5) 中村　元. 人生を考える. 東京: 青土社; 2013.
　6) ポール・D. マクリーン. 三つの脳の進化—反射脳・情動脳・理性脳と「人間らしさ」の起源. 東京: 工作舎; 1994.
　7) ジョセフ・ルドゥー. エモーショナル・ブレイン—情動の脳科学. 東京: 東京大学出版会; 2003.
　8) 安田峯生, 山田重人, 訳. ラングマン人体発生学. 11版. 東京: メディカル・サイエンス・インターナショナル; 2016.
　9) 尾﨑紀夫, 三村　將, 水野雅文, 他編. 標準精神医学. 7版. 東京: 医学書院; 2018. p.70.
　10) 笠井清登. 人はどう生きるかの科学: 思春期の子どもを対象とする主体価値発展学の研究を通して. ラジオ NIKKEI 小児科診療 UP-to-DATE. 2019.
　11) Kasai K, Fukuda M, Yahata N, et al. The future of real-world neuroscience: Imaging techniques to assess active brains in social environments. Neurosci Res. 2015; 90: 65-71.
　12) 滝沢　龍, 笠井清登, 福田正人. ヒト前頭前野の発達と進化. 日本生物学的精神医学会誌. 2013; 23: 41-6.
　13) 福田正人. 発達精神病理としての統合失調症—脳と生活と言葉. In: 福田正人, 糸川昌成, 村井俊哉, 他編. 東京: 統合失調症; 東京: 医学書院; 2013.
　14) 笠井清登. 脳と生活と思春期発達の交点. In: 福田正人, 糸川昌成, 村井俊哉, 他編. 統合失調症. 東京: 医学書院; 2013.
　15) 安西祐一郎. 心と脳—認知科学入門. 岩波新書. 東京: 岩波書店; 2011.
　16) Apicella CL, Marlowe FW, Christakis NA, et al. Social networks and cooperation in hunter-gatherers. Nature. 2012; 481: 497-501.
　17) Zilkha N, Kimchi T. A molecular signature for social isolation identified in the brain. Nature. 2018; 559: 38-40.
　18) Arieh S, Israel L, Charles M. Post-traumatic stress disorder. N Engl J Med. 2017; 376: 2459-69.
　19) Roozendaal B, McEwen BS, Chattarji S. Stress, memory and the amygdala. Nat Rev Neurosci. 2009; 10: 423-33.
　20) 熊野宏昭. 新世代の認知行動療法. 東京; 日本評論社; 2012.
　21) 斎藤正彦. チームアプローチのための老年期精神医学. 東京: 新興医学出版社; 2007.
　22) 島薗　進. 現代人の死生観と宗教伝統. 東京: ヌーベルヒロカワ; 2010.

（石橋由孝）

2章

こんな患者さん，
あなたならどう介入しますか？

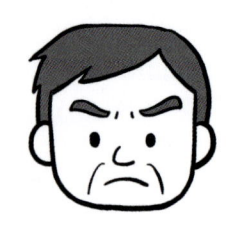

症例1　50代男性，CKD G5（保存期）

〈合併疾患〉虚血性心疾患

〈支援者〉独居で家族と疎遠

〈医学的問題点〉

・高血圧：降圧薬4剤併用下で160/80

・推定食塩摂取量：13 g/日と過多

〈診療の様子〉

・医師が「そろそろ腎代替療法の準備をしなければならないですね」と伝えたところ，患者は「次回からは病院には来ません」と診察室を出て行ってしまった．

・このような場合，あなたはどうしますか．下に自由に書いてみましょう．

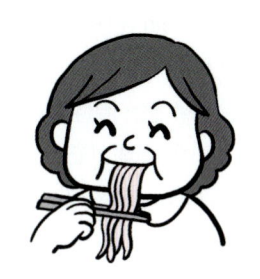

症例 2　60 代女性，CKD G5D（HD 歴 2 年）

〈合併疾患〉2 型糖尿病

〈支援者〉夫と 2 人暮らし，関係性良好

〈医学的問題点〉

・体液管理不良：透析間体重増加：7%（中 1 日）

・降圧薬内服下で，透析開始血圧：180/100

・肥満：BMI 32（75 kg）

〈診療の様子〉

・患者「透析には慣れたし，夫と旅行に行ったり日々の生活は楽しんでいる．
　しかし，昔から面倒なことは嫌いで，食事もなるべく早く作れて，なるべ
　く早く食べられる麺類がいいです！」

・このような場合，あなたはどうしますか．下に自由に書いてみましょう．

症例 3　80 代男性，CKD G5D（PD）

〈本人〉

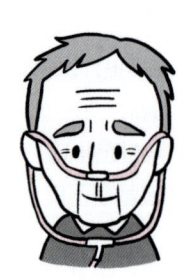

・合併疾患：慢性閉塞性肺疾患（在宅酸素導入），白内障，脳梗塞（右半身軽度麻痺）

・活動度：酸素カーを押し，階段自力昇降がかろうじて可能

・本人の生きがいや趣味：庭いじりや盆栽をしたい．家でのんびりしたい．

・思い：透析は面倒だな．もうそろそろあの世に行ってもいいかな．

〈支援者とその思い〉

・妻（80 代，同居）：手のかかる人で私もくたびれるね．

・息子夫婦（車で 1 時間）：自分たちは直接見れないけど，父だからよい最期を迎えてもらいたい．

〈問題点〉

・本人の思い，支援者の思いをどう支える？

・このような場合，あなたはどうしますか．下に自由に書いてみましょう．

3章

PD 診療のポイント

1　総論

身体的管理のポイント

腹膜透析（peritoneal dialysis: PD）特有の身体的管理の考え方について述べる．ポイントは，①至適透析，②腹膜炎の回避，そして③腹膜組織保護である（表1）．

①至適透析というと，溶質除去のみならず体液管理も含め，総合的に良好な状態を保つことであるが，特に残腎消失後は PD のみでは中分子以上の大きさの尿毒症物質の蓄積や慢性の体液過剰となりやすいことから，CRA（cardio-renal-anemia）症候群や MIA（malnutrition-inflammation-atherosclerosis）症候群を発症し予後不良となる[1]．この対策として我が国では 2010 年度より保険収載された PD＋HD（hemodialysis）併用療法を用いることでこれらを回避し，生命予後や PD 合併症の改善が報告されている[2]．一方で体液管理不良は心血管系のみならず腹膜機能にも悪影響を及ぼすことが知られている．体液管理を中心とした至適透析の達成は生命予後においても，長期的な腹膜保護の観点からも，非常に重要である．

③2001 年の中性化・低ブドウ糖分解産物（glucose degradation products: GDPs）透析液の開発，PD＋HD 併用療法を含めた治療指針の改訂により以前と比し長期 PD が可能となってきている．旧診療指針では経時的に D/P_{cr} が上昇し

表 1 ● PD の身体的管理のポイント

①至適透析
1．体液管理（食塩制限を重視）
2．尿毒症管理（残腎保護，PD＋HD 併用療法）
②腹膜炎の回避
1．Intraluminal
2．Periluminal
3．Enteric
4．Iatrogenic（enteric, bacteremic, gynecologic）
③腹膜組織保護
上記に加え 2001 年〜中性化・低 GDPs glucose 透析液の導入

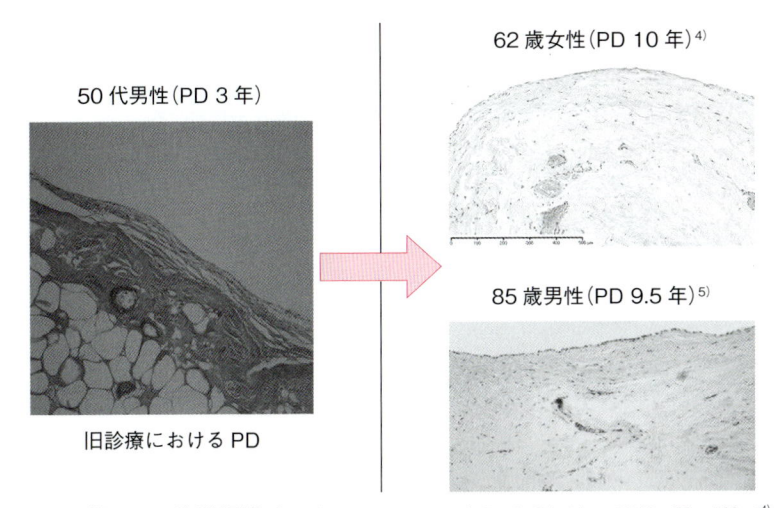

図1●長期 PD の腹膜組織 (Tsukamoto M, et al. Perit Dial Int. 2013; 33: 463-4[4], Kamijo Y, et al. Perit Dial Int. 2013; 33: 712-4[5])
組織学的にも腹膜の温存が証明され，より長期に良好に管理できる可能性が示された.

腹膜機能が低下することが知られていたが，体液管理を含めた至適透析および腹膜炎回避による適切な管理により機能低下は少なくとも 10 年は予防可能であろうこと[3]，従来の PD でみられたような組織学的な障害（腹膜中皮細胞の重層化と消失，基底膜〜中皮下組織の線維性肥厚，細血管の増殖・硝子化）を中性液のみの使用では 10 年前後経過後も認めないことを報告してきた[4,5]（図 1）．尿毒症物質の蓄積や体液過剰，腹膜炎や GDPs，酸性透析液使用などは各種炎症性サイトカインの産生を惹起し，中皮細胞の変性や血管内皮の障害を引き起こす．腹膜劣化の原因には腎不全管理に依拠するものと PD 特有のものがあるが，前者は診療指針の改訂により，後者は透析液の改良により改善されてきた．これらに加え，腹膜炎予防が腹膜保護においても非常に重要となる.

PD 離脱原因

PD 離脱の原因は図 2 に示すように，感染と体液過剰が過半数を占める[6]．両者の管理の基本は「PD カテーテル管理と食塩制限を中心とした体液管理」すなわち自己管理であり，本章では詳細に述べていく.

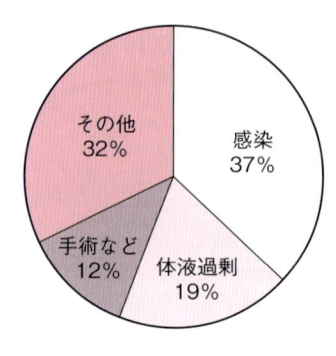

図2●PD離脱原因（Jaar BG, et al. BMC Nephrol. 2009; 10: 3[6]より改変）
感染と体液過剰が半数以上であり，自己管理・教育の重要性を示している．

（円グラフ内）
その他 32%
感染 37%
手術など 12%
体液過剰 19%

■ ポイント

- PD患者の身体管理のポイントは，至適透析の達成，感染性腹膜炎の回避，腹膜組織保護である．
- 食塩制限を重視した体液管理とPDカテーテル管理がとりわけ重要である．
- 医療者は，患者の自己管理を支援することが役割であり，管理することが目的ではない．
- 良好な自己管理下のPD実践において，腹膜組織が保護され，長期PDの実現が可能になった．

文献

1) Wang AY. The "heart" of peritoneal dialysis: residual renal function. Perit Dial Int. 2007; 27: 116-24.
2) Suzuki H, Hoshi H, Inoue T, et al. Long-term survival benefits of combined hemodialysis and peritoneal dialysis. Adv Perit Dial. 2014; 30: 31-5.
3) Ayuzawa N, Ishibashi Y, Takazawa Y, et al. Peritoneal morphology after long-term peritoneal dialysis with biocompatible fluid: recent clinical practice in Japan. Perit Dial Int. 2012; 32: 159-67.
4) Tsukamoto M, Ishibashi Y, Takazawa Y, et al. Normal peritoneal histology after ten years of peritoneal dialysis in a contemporary Japanese patient. Perit Dial Int. 2013; 33: 463-4.
5) Kamijo Y, Iida H, Saito K, et al. Normal peritoneum after nine years of peritoneal dialysis with biocompatible dialysate: a case report. Perit Dial Int. 2013; 33: 712-4.
6) Jaar BG, Plantinga LC, Crews DC, et al. Timing, causes, predictors and prognosis of switching from peritoneal dialysis to hemodialysis: a prospective study. BMC Nephrol. 2009; 10: 3.

（上條由佳）

2 腹膜炎予防の考え方

①腹膜炎予防の考え方

腹膜炎制御の重要性—腹膜保護の観点から

　残存腎機能保護や自己管理の習得を目的とした PD ファーストの概念や，疾病の慢性化に伴う高齢化に伴い，身体面・心理社会面から高齢者 PD の有用性が認識されつつある．被囊性腹膜硬化症（encapsulating peritoneal sclerosis: EPS）を回避しつつ，より長期に良好な PD を行うためには腹膜組織障害の低減が重要であり，適切な腎不全管理（特に体液過剰の予防）と PD 関連腹膜炎の治療および予防が重要となる[1]．

　PD 特有の身体的管理の考え方のポイントは，① 至適透析，② 腹膜炎の回避，そして ③ 腹膜保護である（16 頁参照）．

原因からみた腹膜炎予防

　我が国では 1980 年: 0.68 回/患者年，1996 年: 0.23 回/患者年，2005 年: 0.16 回/患者年と腹膜炎発症頻度は減少しており[2]，ツインバッグシステムの開発，接続機器の改良，CAPD カテーテルや診療指針の改良，も要因として挙げられる．表 1 に腹膜炎の原因を列挙する．宿主や起因菌により予後は異なるものの，発症経路は，① 管内性（接合部，カテーテルリーク），② 管外性（出口部，トンネル），③ 内因性に分けられる．③ 内因性のリスクとして，憩室炎，子宮組織診，大腸内

表1●PD 関連腹膜炎の発症経路

① 管内性（接続時汚染）　⎫
② 管外性（トンネル感染）⎬ 自己管理・教育
③ 内因性（腹部臓器の腹腔への移行）
　・憩室炎→便秘予防
　・大腸ポリペクトミー→予防的抗菌薬投与
　・子宮生検，大腸内視鏡検査→予防的抗菌薬投与
　・胆嚢炎→胆石を有する例は胆摘術（胆汁性腹膜炎のリスク有）
　・非閉塞性腸管虚血症（NOMI）→高齢者・動脈硬化例には要注意

視鏡検査，ポリペクトミー，胆嚢炎，非閉塞性腸管虚血症などが挙げられ，それぞれ便秘の解除や予防的抗菌薬投与，胆嚢炎管理などが予防策として挙げられる[3]．一方で約95％を ① と ② が占めるため，予防には多職種での教育による自己管理が重要である．International Society for Peritoneal Dialysis（ISPD）が刊行する腹膜炎リスクを減らすためのステートメント[3]の中では，つねに腹膜炎を減らすための Continuous Quality Improvement（CQI）を行い，教育プログラムの改善を進めることが記載されている．

PDCA を通した当院の腹膜炎予防実践

　実際に PDCA サイクル（107頁参照）を通した当院での取り組みにつき紹介する．当院での 2015 年の腹膜炎発症率は 0.079/患者人年であった．また 2014 年，2015 年ともに出口部からの腹膜炎は年間1例であった．また起因菌不明率が64％であったため，これを ① 培養提出したものの不明であった適切なタイミングでの培養陰性群と ② 培養採取のタイミング自体を逸した群に分けて PDCA を行い，それぞれへの対策を講じた．

　① では培養法を再検討した．当院ではこれまで貯留後の排液をすべて遠心分離法で提出していたが，夜間休日帯には即日対応困難であったため冷蔵庫保管であったが，菌によっては検出不能となるため，遠心分離法に加え血液培養ボトルへの直接培養を加え，計2セット採取するように変更した．その結果，2015 年は培養陰性率56％→0％と顕著な改善を認めた．次に②の原因を探索した．発症時期不詳，近医受診にて抗菌薬先行投与，培養提出ミスなどが挙げられ，これに対しては患者指導（緊急時対応をマニュアル化・自宅へ配布，6カ月ごとの PET 時にも確認しカルテへ反映，評価），院内連携（救急外来・初期対応医へマニュアル配布），地域連携（緊急時マニュアルを連携施設へ配布，フィードバック）を強化した．最終的には①② を合せた起因菌不明率が64％→33％と減少した．培養陰性率に関しては施設や地域による複合的な要因が含まれているため，多職種でのPDCA を施設や地域ごとに繰り返し，システムを改善していく努力が必要である．当院ではこのようなシステムを通した取り組みにより腹膜炎発症率の改善を認めている（図1）．

　腹膜炎制御は，生命予後の観点からも腹膜予後の観点からも重要であり，早期に適切な治療[4]を行うことはもちろん，腹膜炎自体を起こさせないための地域を

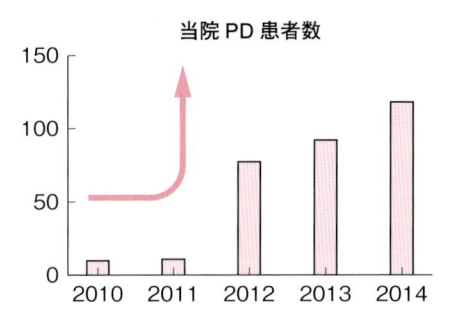

当院 PD 患者数

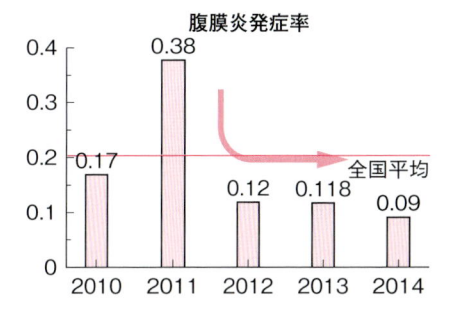

腹膜炎発症率

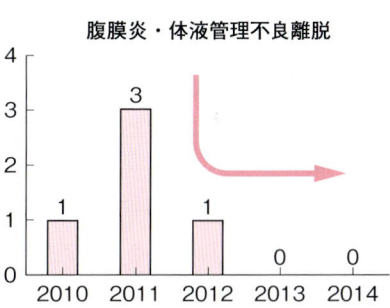

腹膜炎・体液管理不良離脱

図1●自己管理・教育による腹膜炎発症率減少（当院例）

含めた患者・スタッフ教育を進めていく仕組みが必要である.

文献
1) Jaar BG, Plantinga LC, Crews DC, et al. Timing, causes, predictors and prognosis of switching from peritoneal dialysis to hemodialysis: a prospective study. BMC Nephrol. 2009; 10: 3.
2) 日本透析医学会統計調査委員会. 図説わが国の慢性透析療法の現況. 2013 年 12 月 31 日現在. 2014.
3) Piraino B, Bernardini J, Brown E, et al. ISPD position statement on reducing the risks of peritoneal dialysis-related infections. Perit Dial Int. 2011; 31: 614-30.
4) 塚本真貴, 衣笠哲史. PD 関連腹膜炎. In：石橋由孝, 他編著. 腹膜透析ハンドブック. 東京: 中外医学社; 2012. p.154-69.

（上條由佳）

2 腹膜炎予防の考え方

②出口部ケアの考え方

　テンコフカテーテル出口部感染は，トンネル感染や腹膜炎，最終的にカテーテルロスに至ることもある．治療法の改善により PD に伴う合併症は減少傾向にあるが，出口部管理は依然として重要な課題である．感染予防は多くの要因からなり，各々の因子について医療者が配慮し，これらをふまえた患者指導が最も重要と思われる．

　出口部ケアを考える上で最も基本的かつ重要な概念は下記である．

---

①急性期（A．カテーテル挿入周術期，B．感染合併時）
　⇒「医療者」による「外的管理」中心
②慢性期（C．維持期）⇒「患者」による「自己管理」中心

　上記の概念をもち，介入方法を分けるべきである．すなわち，外的管理中心の周術期にもかかわらず自己管理（内的管理）のみに任せることは早期の術後合併症を引き起こし，その後の長い PD 生活を破綻させかねない．また逆に内的管理中心の維持期に必要な患者指導がなされていないと容易に感染を引き起こす．そのため本稿では，
　①急性期（A．テンコフカテーテル挿入周術期，B．出口部感染合併時）
　②慢性期（C．維持期）
に分けて述べる．

①急性期—A．テンコフカテーテル挿入周術期の管理[1-4]

テンコフカテーテル挿入周術期は医療者管理の時期であり，その時期に感染を起こすことはその後のカテーテル維持，ひいては患者の PD 生活にとっても問題となるため，医療者は十分に留意する必要がある．

● 1. 観察・評価

　カテーテル挿入直後の出口部管理に関しては，創傷治癒と感染に影響しうる因子，すなわち「組織灌流，機械的因子，微生物の存在，上皮化，洗浄，出口の方向，全身状態」に留意する．まず手術直後の出口部の外観を評価する必要がある．下に正常の術直後と正常治癒過程の所見（※経過不良の場合の所見）を示す．

- 血腫がない限り，挿入1週間後の出口部の外観は一様で個人差がない
- 色調は明るいピンク⇒色調は徐々に薄くなる（※出口部周囲発赤範囲増加）
- 直径は13mm以下（カテーテルの直径を含む）⇒直径減少（※減少せず）
- サイナストラクトの上皮化は不十分⇒上皮化（※進まず肉芽組織色調濃くなる）
- 滲出液は漿液性で血餅も存在する⇒滲出液の量減少（※増加）

　これらの所見，すなわち圧痛の有無，かさぶた，上皮の色，滲出液の量，膿性分泌の有無，肉芽組織の有無を，週に1回の出口部ケアの際に観察する．

● 2. 上皮化に影響し得る因子[1-4]

①組織灌流

　皮下トンネルが強固すぎると，壊死組織が自由にドレナージされず，創傷治癒に不利である．出口部を皮下組織に強く縫いつけるのは望ましくない．

②機械的因子

　機械的ストレス（カテーテルの動き）は創傷治癒過程を遅らせる．出口部は清潔なガーゼやパッチなどで固定し，ドレナージが多い場合は滅菌ガーゼ保護がよい．

③微生物の存在

　創部に付着した細菌は，種々のポリサッカライド（バイオフィルム）を作り得るため，コロナイゼーションの予防は重要である．予防的な抗菌薬の投与が推奨されるが，凝血組織への移行は悪いので，凝血塊ができる前，すなわち手術直前に抗菌薬を投与する．

④上皮化

　上皮細胞は痂皮（かさぶた）の下を発育して創傷治癒を起こす．上皮化されていない時期での頻回の包交は，感染機会を増加させるのみならず，痂皮をはがすことになり，上皮化を遅らせる．

⑤洗浄

　ヨードや過酸化水素は，正常皮膚の消毒によい．治癒過程にある出口部には頻

回に使用しないのが無難である．液体の中性石鹸は無害であり，細菌のコロナイゼーションの予防にもよい．

⑥出口の方向

下向きの方がドレナージによい．

⑦全身状態

栄養状態不良，糖尿病，腎不全，ステロイド使用は線維化の過程を障害し，創傷治癒を遅くする．

● 3．ケア方法[1-4]

- 術直前に予防的抗菌薬投与を行い，数日継続する．出口部は手術室にて清潔ガーゼやパッチで固定する．その後の出口部処置は，出血や滲出を認めない限り，操作に慣れたスタッフが週に1回のみ行い，トンネル内の部分から出口部方向にかけてポビドンヨード綿棒で消毒する．その際，強く引っ張らないように注意する．その後，ガーゼやパッチで固定する．出血が多い場合にはドレナージを良好にするためガーゼの方がよい．
- 圧痛の有無，痂皮，上皮の色調，滲出液量，膿性分泌有無，肉芽組織有無の評価を上皮化される（出口部完成）まで行う．
- 術直後感染徴候や出血を認めた場合は出口部観察を毎日行い，ドレナージを良好にする．そのためパッチでの固定をせずに，ポビドンヨード消毒とYガーゼでの固定とし，抗菌薬の全身投与は継続する．
- シャワー指導や入浴指導は治癒過程を考慮し，出口部完成後が望ましい．出口部完成直後の入浴には，トンネルが緩い可能性があるので水が入らないよう注意し，原則パウチを用いるべきである．出口部は殺菌性の中性石鹸でシャワーを使って洗い流し，タオルで軽く拭き，十分に乾燥させる．痂皮を安易にはがしてはならず，傷を作らないよう十分に注意する．全身状態の悪い患者の場合は創傷治癒も遅れると考えられるので，シャワー開始の判断はより慎重とする．

● 4．ISPD[5] と EBPG ガイドライン[6] より

①いつまで？

- 創傷治癒期間は一般的に術後2〜3週間．完全な創治癒は一般的に6週間かかるが，個人差がある[5]（栄養状態不良，糖尿病，腎不全，ステロイド使用は線維化の過程を障害し，創傷治癒を遅くする）．

- 創が治り，カテーテル出口部が上皮で覆われる→術後3～4週
- 出口部とトンネル部がほぼ完全に治る→術後4～6週
- この時期は感染のリスクが高いため，医療者による管理が必要となる．外来患者であれば週1回の通院が必要．

  ②誰が行う？
- PDカテーテルのケアのトレーニングを受けたナースによってなされるべきである[5]．
- 手術とケアは専門のチームで行うべきである[6]．

  ③出口部ケアの頻度は？
- 週1回以上の頻度でのドレッシングの交換は行わない[6]（感染や出血時を除く）．
- 組織の上皮化を促すために，創傷治癒早期には出口部を無菌で「静かな状態」におくことが重要である[5]（ガーゼ交換の回数は最小限にすべき）．

  ④ドレッシング材は？
- 出口部は乾燥させるべきである[6]．
- 密閉式のドレッシングは使用しない[6]．
- 浸出液を吸い取るために厚めにガーゼを使用する[5]．

  ⑤シャワーは？
- 入浴は避ける[5]．
- シャワーも出口部が完全に治癒するまでは避ける[5]．

● 5．当院では

- 出口部が完成するまでは上皮化がされていないため，この時期に患者に管理をさせると出口部感染のリスクが高くなるため，その後のカテーテル管理や患者のPD生活に不安を生じやすい．
- 周術期は出口部が完成するまでの約6週間は出口部管理は医療者管理とし，週1回外来でクロルヘキシジンパッチの貼り替えを行う．その間の週1回の外来通院期間は医療者管理期と内的管理期への橋渡し期であり，出口部内的管理が始まるまでの期間，食事やPD，血圧記録などの内的管理に集中してもらう．出口部が完成する頃にはそれらの自己管理ができるようになり，自信がついてから出口部の内的管理へ移行する．このような移行期をもつことで，安全面だけでなく，患者の不安の軽減，長期的な体液管理を含めた良好な内的管理，それ

による PD 継続に寄与する.

⇒当院では周術期の出口部感染は経験しない.

①急性期—B. 感染合併時の出口部管理[7,8]

> 出口部感染は，診断を適切に行い，それに基づいた管理を行うことが重要である．起因菌の種類によっては難治性となるため，抗菌薬治療が長期にわたる場合やトンネル感染に波及した場合には，出口部変更術やカテーテル抜去などの外科的処置のタイミングを逸してはならない．一方で，再発を起こさないための患者指導および患者教育システムを見直す必要がある.

● 1. 出口部の定義

出口部…上皮化部，トンネル…非上皮化部と定義すると，出口部は解剖学的に 1 cm 以内である（図1）[9].

● 2. 出口部感染の定義と分類

炎症の四徴（熱感，発赤，腫脹，疼痛）を基本として，滲出液の存在，表皮の後退，肉芽組織の増生を評価する．出口部の培養結果は項目に含まれない．炎症の改善や悪化は，痛み，硬さ，滲出や肉芽組織の発育，トンネル出口部の上皮細胞の退縮で評価する．色調が明るくなること（ピンク，蒼白なピンク）や直径の減少は改善を意味し，赤味の増強や直径の増加は悪化を意味する.

以下のカテゴリー順に述べていく：① 急性感染，② 慢性感染，③ 感染疑い，④

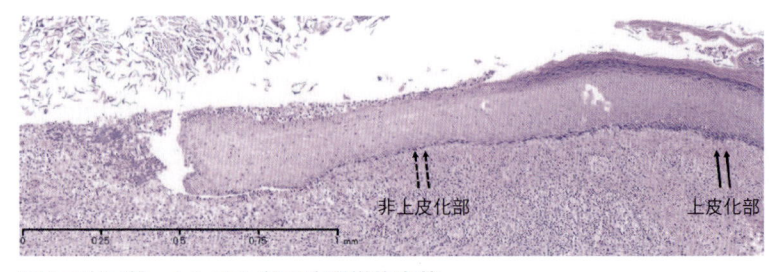

非上皮化部　　　　上皮化部

図1●出口部・トンネル部の病理学的定義

良好，⑤ 完全，⑥ 外傷.

①急性出口部感染

診断: 膿性/血性の滲出，腫脹，直径 13 mm 以上の紅斑を認める．急性感染は，治療により 4 週間以内に改善するが，疼痛や肉芽形成を伴う．腫脹や紅斑や疼痛の増強は増悪を意味する．

対処・治療: 出口部培養を行い，結果を待たずに抗菌薬の全身投与を行う．グラム陽性菌が一般的であるので，セファロスポリンやトリメトプリムスルファメトキサゾールを初期治療として使用し感受性結果を参考にして抗菌薬の変更を検討する．滲出液がドレナージされるのが望ましいので，出口部ケアは消毒後ガーゼ保護としておく．適切な抗菌薬を投与しても 3 週間以内に改善を認めない場合は外科的加療を考慮する[10,11]．

②慢性出口部感染

診断: 急性出口部感染が 4 週間以上経過しても治癒せず，出口部より膿性や血性の滲出液が自発的にあるいは圧迫により認められる．

対処・治療: 未治療の場合はただちに治療を開始する．治療が長期に及ぶため，耐性菌の出現から 2 種以上の抗菌薬を使用すべき場合もある．治療への反応はたいてい遅く，慢性感染→感染疑い→良好な出口へと所見が改善していく．良好となったら抗菌薬は中止してよい．滲出液がドレナージされるのが望ましいので，出口部ケアは消毒後ガーゼ保護としておく．カテーテルロスを防ぐため，3 週間以内に改善を認めない場合は外科的加療を考慮する[10,11]．

③感染疑い

診断: ダウングロースしたサイナストラクトに膿性/血性の滲出液と出口部に肉芽組織を認める．直径 13 mm 以下の紅斑が存在することもあるが，疼痛や腫脹，外部への滲出は認めない．

対処・治療: 無治療の場合は急性感染に移行する危険性がある．抗菌薬（ムピロシン，Neosporin，ゲンタマイシン，クロラムフェニコール，トブラマイシン）の局所塗布を行いながら出口部ケアを行う．肉芽組織に対しポビドンヨードゲルがしばしば有効である．

④良好（維持期）

診断: 出口部色調は，薄ピンク・紫であり膿や血性分泌物は認めない．透明か濃い滲出物が出口部に認められる．成熟した上皮が出口部を覆い，サイナストラクトの上皮化は不完全である．疼痛，腫脹や滲出は認めない．出口部培養で細菌

が証明されても，感染ではなく，コロナイゼーションである.

⑤完全（維持期）

診断：可視範囲の出口部が完全にケラチン化された上皮に覆われるまで，少なくとも半年かかる．出口部の色調は薄いピンクであり，滲出は認めない．容易にはがれる小皮膚片が出口部から出口部周囲に存在する.

⑥外傷

診断：痛み，出血，痂皮，出口部所見の悪化.

対処・治療：出血は細菌の発育を増長するので抗菌薬加療（局所または全身）を行う.

● 3．ISPD[5]とCARI[12]ガイドラインより

①発赤のみの場合は？

- 発赤のみでは感染とは断言できない[5].
- 出口部感染は出口部周囲からの膿性の浸出液があり，腫脹，発赤，圧痛を伴う．発赤のみや漿液性の浸出液のみの時は，抗菌薬を使用する必要はない[12].

②感染時の消毒は？

- 消毒材を使用する[5].
- 配偶者や医療スタッフの手から黄色ブドウ球菌の感染を起こすことがあるので，出口部ケアの前に手指の消毒を行うことが重要[5].

③抗菌薬の使用は？

- 経口投与は腹腔投与と同等の効果がある[5].
- 黄色ブドウ球菌に有効な抗菌薬を使用する．緑膿菌出口部感染の既往のある患者の場合はそれも考慮する[5].
- 排膿や発赤・腫脹がない場合は出口部ケアの強化と抗菌薬軟膏の塗布でよい[5].
- 抗菌薬の投与は出口部が完全に正常になるまで，最低2週間行う[5].

④感染時のケアは？

維持期のシャワーテクニックに加え…

- 出口部ケアの回数を増やす[5].
- 出口部の観察と記録を行い，感染の悪化がみられないかチェックする[5].
- シャワーは通常通り行えるが，<u>痂皮を無理にはがさない</u>ように注意する[5].

● 4. 当院では

- 出口部感染を予防するため，定期外来時に出口部ケアや観察法，シャワー法，緊急時対応などを確認するとともに，定期腹膜機能検査時にもそれらを評価する．
- 抗菌薬軟膏塗布を指示している患者には，出口部培養陰性化を避けるため外来日前日は塗布しないように指示する．
- トンネル感染時の所見も写真を用いて説明し，トンネル感染に移行した際は速やかに受診するように指導する．
- 医師はカテーテルロスや腹膜炎のリスクをつねに念頭におき，外科的加療へのタイミングを逸さないよう加療を行う．
- 感染時は治療を行うと同時に原因と対策を個人およびスタッフにフィードバックするとともに，PDCA サイクルにてシステムにフィードバックを行う．

⇒当院では出口部感染からの腹膜炎は年間 1 例/130 患者に抑えられている．

②慢性期—C. 維持期のケア[13-17]

> 手術後 6 週間以上経過した後，維持期のケアに移行する．この時期は<u>医療者中心から内的管理へモデルチェンジ</u>する．医療者は患者自身が生活の場で手技や観察方法，評価・記録，緊急時対応などが適切かどうかを定期的に評価し助言をする．維持期の出口部ケアの基本は，出口部乾燥・カテーテル出口部無動・傷の予防・異常所見への早期対応である．

出口部ケアとは，観察，評価，洗浄，消毒，固定，外傷から守ることである．

● 1. 消毒方法

- 出口部ケアの頻度は異常所見の早期発見の意味も含めて最低週に 1 回は行う．その際，殺菌性の液体石鹸で出口部をよく洗い流し，乾いたタオルでそっと拭き十分に乾燥させ，清潔ガーゼかパッチを用いてカテーテルがしっかり固定されるように刺激性の少ないテープで固定する．
- 消毒方法に関しては電解酸化水や高張食塩水を使用する方法も報告されているが，コスト・感染予防の観点から殺菌性の液体石鹸を使って流水でよく洗浄，

乾燥させる方法の有用性が古くより知られている[13].

- フィルム法による密閉（ポビドンヨード消毒後フィルムにより密閉し，消毒は1～2週に1回のみ）することにより培養陽性率が低くなるとする報告もあり，QOL の観点からも興味深い[14].

● 2．固定法と皮膚トラブル

- これまで述べたように，カテーテルの動きにより傷を作り，出口部感染を惹起することがあるため，カテーテルの固定は出口部感染の観点から非常に重要である.
- 出口部が完成したばかりでトンネルが緩い時期や出口部感染期などは特に留意する必要がある.
- カテーテル固定をしっかり行うためにテープかぶれによる皮膚トラブルも重要な問題である．テープかぶれは痒みを生じ，ひっかき傷の原因となるので，ていねいにはがすように患者指導する．また患者の皮膚状態に合わせた刺激性の少ないテープへの提案，被膜剤の使用，糊が皮膚に残らない指導，固定範囲など患者の状態や生活に合わせた工夫を患者・家族とともに話し合っていく必要がある.
- 傷を作ると出血をきたし，細菌増殖が早くなると考えられるため，ていねいに操作を行い，上皮や痂皮を無理やりはがさない.

● 3．保菌状態

- 黄色ブドウ球菌の鼻腔内保菌者に関しては出口部感染の危険があると考えられており，バクトロバン軟膏での除菌を行うことがある[17].

● 4．入浴方法

- 難治性となりうる緑膿菌やセラチアなどのコロナイゼーションに注意すべく，衛生環境（特に入浴方法など）に注意する．カバー入浴することで難治性の緑膿菌やセラチアの感染が減少することが示されている[15,16].
- 入浴時は原則出口部をパウチで保護し，湿ってしまった場合は，入浴後速やかに出口部ケアを行う．オープン入浴の場合は，浴槽の衛生環境に十分配慮し（原則一番風呂），入浴後に速やかに出口部ケアを行う．出口部が完成していない状況や患者の入浴状況（特に衛生状況）が十分把握できない場合には安易にオー

プン入浴を許可しない.

- シャワーも，シャワーヘッドなどに GNR が付着していることがあり注意が必要である→導入前に情報収集するポイント. また，シャワー時にカテーテルが引っ張られて傷ができていないか, 日常生活の状況もよく聴取すべきである(当院ではゴムバンド推奨).

● 5．ISPD[5,18] と EBPG[6] ガイドラインより

①出口部ケアの考え方は？
- 患者教育の仕方は PD 感染症のリスクに影響する[5].
- 出口部ケアの目標はカテーテル関連の感染症・腹膜炎を予防することである[5].
- 出口部は dry に保つべきである.

②出口部ケアの頻度は？
- ドレッシングを使うなら，毎日交換すべきである[6].
- 出口部ケアは最低隔日，シャワーを浴びた後に行い，感染時はより頻回に，痂皮ができたら毎日（洗浄の頻度を増やす）行うべきである[18].

③出口部は何で洗う？[18]
- 抗菌石鹸か消毒薬で洗い，乾燥を保つ.
- 石鹸か消毒薬かの選択は患者のアレルギーなどによって決める.
- 出口部を強くこすったり，痂皮を無理にはがすことはしない.
- 洗った後は，押えるようにして乾燥させる.
- 滅菌ガーゼは不要. きれいな（乾燥させた）タオルで十分.
- 液体石鹸を詰め替えて使用しない（浴室に置かない）.

④消毒液は必要か？
- 維持期の出口部ケアに関して，エビデンスレベル A の報告はない[6].
- 維持期の出口部へのポビドンヨードの使用は石鹸洗浄のみよりよいという報告もある[6].
- 異常な症状がなく，出口部培養が陽性の時はコロナイゼーションと考える. 出口部洗浄を強化するために消毒薬の使用が勧められる[5].

⑤ドレッシング（保護）は？
- 理論的にはガーゼを使用した方がよい[18]（出口の清潔を保つ，外傷を避ける，カテーテルの固定を助ける）.
- 出口部感染時は必ずガーゼを使用する.

⑥シャワーや入浴は？[18]

- シャワーを毎日もしくは隔日に浴びる.
- 第 2 カフが組織と癒合するまでの期間（通常数カ月）は皮下トンネルを超えて水が侵入しうるためオープン入浴は勧めない.

⑦抗菌薬軟膏の使用は？

- 黄色ブドウ球菌に対する抗菌薬の使用指針は黄色ブドウ球菌関連の感染症のリスクを減らす[5].

⑧出口部ケアの方法は？[18]

- 2 分間手を洗う.
- 必要な物品をそろえる.
- 服を脱ぎ，古いドレッシングを取り除く.
- 出口部・ドレッシングを観察する.
- カテーテルをテープで腹部に貼る.
- 洗髪し，体を洗う．出口部をひっかかないように注意する.
- 抗菌性液体石鹸をぬらしたタオルにつけてとてもやさしく洗う（出口部から外に向かって円を描くように）.
- よく流す.
- きれいなタオルで出口を優しく押えるように拭く．その後，全身を拭く.
- 滅菌ガーゼにグルコン酸クロルヘキシジンを浸す.
- 出口周囲を円を描くように消毒する．30 秒乾かす.
- 医師の指示がある時は抗菌薬軟膏を塗る.
- 好みでガーゼ（5 cm×5 cm）をカテーテルの下に敷き，清潔なガーゼを上にのせる.
- 出口部が引っ張られないように適切な位置で，カテーテルを腹部にテープ固定する．カテーテルはつねに固定しておく．イモビライザーを使用する時もある.
- 出口部の状態を記録する.

● 6．当院では

- 定期外来時に出口部ケアや観察法，シャワー法，緊急時対応などを確認するとともに，定期腹膜機能検査時にもそれらを評価する.
- 在宅医療連携を使用する場合，導入時にケア方法，緊急時対応などのマニュアルを共有する.

- 強固に出口部が上皮化されるまでは基本的にオープン入浴は避ける．また，傷を作り，出口部感染のリスクとなるため，固定をしっかり行う．
- 完全な正常出口部であれば消毒は行わず石鹸洗浄を勧めるが，そのような場合でも観察意識を高めるためにも数日に一度消毒を併用したり，夏場は消毒を加えたり，発赤時はポビドンヨード消毒を加えたり，臨機応変に対応する．
- 温泉やプールなどにはフィルム密閉法や入浴パッチを使用する．また高齢者などにはフィルム密閉法にて週1回のみのケアを訪問看護師や家族が行うこともある．

⇒当院では出口部感染からの腹膜炎は年間1例/130患者に抑えられている．

文献 1) Twardowski ZJ, Prowant BF. Appearance and classification of healing peritoneal catheter exit sites. Perit Dial Int. 1996; 16 Suppl 3: S71-S93.
2) Twardowski ZJ, Prowant BF. Exit-site healing post catheter implantation. Perit Dial Int. 1996; 16 Suppl 3: S51-S70.
3) Twardowski ZJ, Prowant BF. Classification of normal and diseased exit sites. Perit Dial Int. 1996; 16 Suppl 3: S32-S50.
4) Twardowski ZJ, Prowant BF. Recommendation for exit care. Perit Dial Int. 1996; 16 Suppl 3: S94-S99.
5) Li PK, Szeto CC, Piraino B, et al. Peritoneal dialysis-related infections recommendations: 2010 update. Perit Dial Int. 2010; 30: 393-423.
6) Dombros N, Dratwa M, Feriani M, et al. European best practice guidelines for peritoneal dialysis. 3 Peritoneal access. Nephrol Dial Transplant. 2005; 20 Suppl 9: ix8-ix12.
7) Pierratos A. Peritoneal dialysis glossary. Perit Dial Bull. 1984; 4: 2-3.
8) Twardowski ZJ, Prowant BF. Exit-site study methods and results. Perit Dial Int. 1996; 16 Suppl 3: S6-S31.
9) Ishibashi Y, Takara Y, Tsukamoto M, et al. Epithelium is absent from the subcutaneous tunnel in long-term peritoneal dialysis patients. Perit Dial Int. 2012; 32: 652-6.
10) Muraoka K, Ishibashi Y, Yamaguchi J, et al. Early partial re-implantation of Tenckhoff catheters to treat intractable exit-site or tunnel infection. Perit Dial Int. 2011; 31: 350-3.
11) Jo A, Ishibashi Y, Hirohama D, et al. Early surgical intervention may prevent peritonitis in cases with Tenckhoff catheter infection by nontuberculous mycobacterium. Perit Dial Int. 2012; 32: 227-9.
12) Caring for Australians with Renal Impairment (CARI). The CARI guidelines. Evidence for peritonitis treatment and prophylaxis: peritoneal dialysis catheter-related infection: exit site and tunnel. Nephrology (Carlton). 2004; 9 Suppl 3: S82-5.
13) Prowant BF, Schmidt LM, Twardowski ZJ, et al. Peritoneal dialysis catheter exit-sites care. ANNA J. 1988; 15: 219-23.

14) 田中　繁, 中本雅彦, 吉沢和剛, 他. ドレッシングフィルムによる出口部処置; その感染防御力とカテーテル固定力の検討. 腎と透析別冊; 腹膜透析 1997. p. 252-6.

15) Szeto CC, Chow KM, Leung CB, et al. Clinical course of peritonitis due to Pseudomonas species complicating peritoneal dialysis: A review of 104 cases. Kidney Int. 2001; 59: 2309-15.

16) 渡辺修一, 石井健夫, 岩永伸也, 他. カテーテル感染の予防に関するクローズ（カバー）入浴法の検討―特に緑膿菌, セラチアについて. 腎と透析別冊; 腹膜透析 1998. p. 116-8.

17) The Mupirocin Study Group. Mupirocin prevents Staphylococcus aureus exit-site infection during peritoneal dialysis. J Am Soc Nephrol. 1996; 7: 2403-8.

18) Gokal R, Alexander S, Ash S, et al. Peritoneal catheters and exit-site practices toward optimum peritoneal access: 1998 update. (Official report from the International Society for Peritoneal Dialysis). Perit Dial Int. 1998; 18: 11-33.

〈上條由佳〉

3 体液管理

①食塩制限の重要性

PD 患者における体液管理の現状と重要性

- PD 患者の体液管理（食塩・水分管理）の基本は，厳格な食塩制限である．具体的な食事制限については，別項（44 頁，93 頁）を参照されたい．
- 自己管理がよほど十分に行われないと，残存腎機能消失後は，PD 単独での体液管理が難しくなることが多い．残存腎のように，食塩を感知する機能が腹膜に存在しないこと，HD のように計画除水ができないことがその理由である[1]．
- 残腎機能低下に伴い血圧上昇，心拡大増悪（図1），さらに腹膜が劣化し腹膜中皮細胞の変性や腹膜血管の透過性が亢進をきたす（図2，3）[1,2]．
- 食塩制限が PD 長期継続の肝（図4）である．

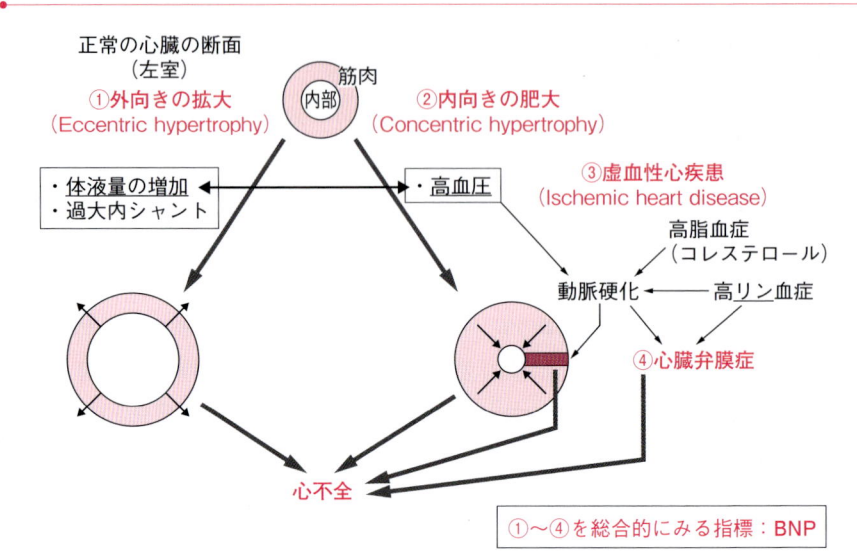

図1●腎不全患者の心不全の病因
① 心臓の内部が拡大（遠心性拡大），② 心臓の筋肉が肥大（求心性肥大），③ 心臓を養う血管の硬化（心筋虚血），④ 心臓弁膜症．上記メカニズムがお互いに関連しあいながら，最終的に心臓の機能が低下．食塩8gで体液量が1L増加，高血圧・リンの取りすぎが動脈硬化の原因になる．

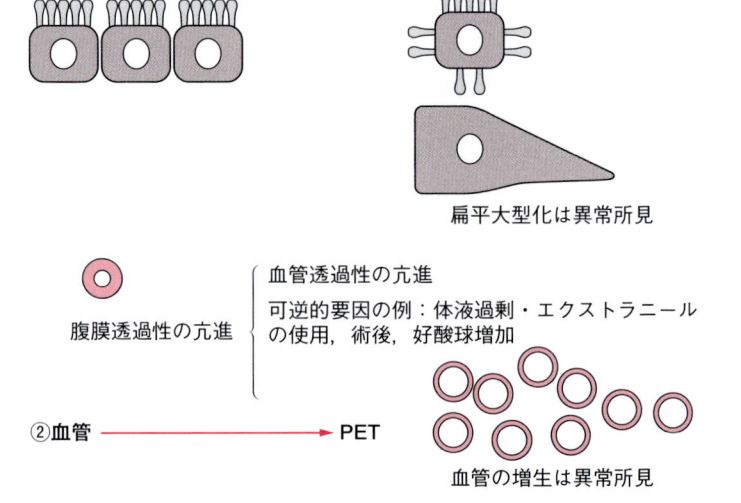

図2●腹膜劣化のモニター

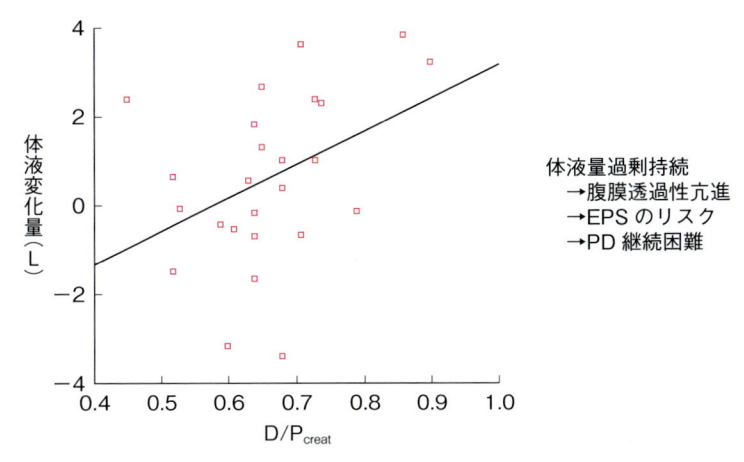

図3● **体液量管理と腹膜機能の関係** (Konings CJ, et al. Nephrol Dial Transplant. 2003; 18: 797-803[2])
体液過剰を是正しない限り, D/P_{creat}は改善しない.

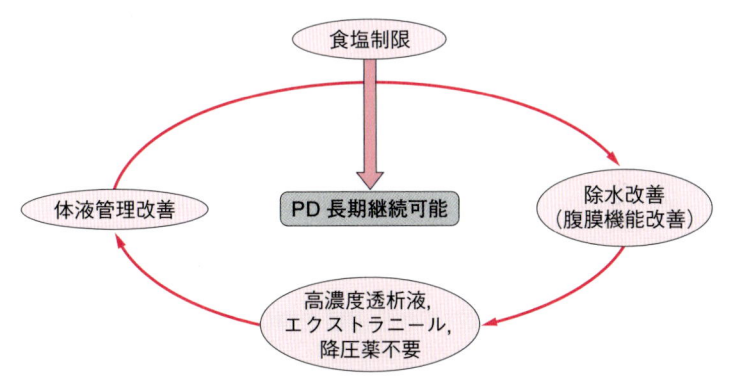

図4● **食塩制限が基本**
食塩管理が心保護の観点からも腹膜保護の観点からも重要である. 食塩管理を行わずして, 体液過剰に伴う高血圧を降圧薬で治療しても, 心臓や腹膜への悪影響は改善されず, PDはうまくいかない.

体液管理の対策

- PD患者の体液管理の基本は, 患者教育により食塩制限を可能にすることである (図4). それが困難だとPDはうまくいかない[3] (図5).

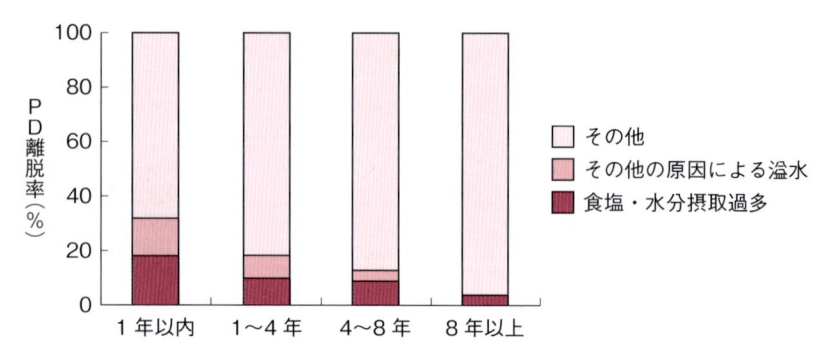

図5●**日本のPD患者は食塩制限が重要** (Nakayama M. Perit Dial Int. 2006; 26: 144-9[3)], Nakayama M, et al. Perit Dial Int. 2002; 22: 411-4)
日本のPD人口の30%は体液過剰で，過剰食塩摂取がおもな原因と思われる．対策として低ナトリウム透析液が開発された．基本は自己管理である．

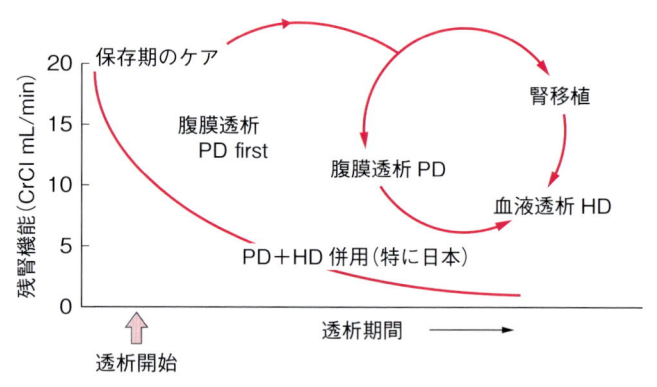

図6●**食塩制限: 保存期から習慣を身につけることが重要**
(Mendelssohn DC, et al. Perit Dial Int. 2002; 22: 5-7[4)]より改変)

- 保存期ケアが充実して，食塩管理が自己のものとなっている場合，容易であろう（図6）．
- 自己管理を可能にするアプローチが最重要であるが，具体的なことは4章を参照されたい．

文献

1) Wang AY. The John F. Maher Award Recipient Lecture 2006. The "heart" of peritoneal dialysis: residual renal function. Perit Dial Int. 2007; 27: 116-24.
2) Konings CJ, Kooman JP, Schonck M, et al. Fluid status in CAPD patients is related to peritoneal transport and residual renal function: evidence from a longitudinal study. Nephrol Dial Transplant. 2003; 18: 797-803.
3) Nakayama M. Fluid status and its management in Japanese peritoneal dialysis patients. Perit Dial Int. 2006; 26: 144-9.
4) Mendelssohn DC, Pierratos A. Reformulating the integrated care concept for the new millennium. Perit Dial Int. 2002; 22: 5-8.

（石橋由孝）

食事制限を実生活になじませるまで
患者と家族の手記から

　食事とともに疾患のある人生をともに歩む患者および家族の手記を，抜粋して紹介させていただく．

患者（70代男性）の手記

　私は30歳後半から高血圧を患い，定期的に病院で検査を受け，処方された降圧剤やその他の予防薬をただ処方箋通りに取り続けて40年近く過ぎました．20年近く通っていた先生が新しい先生に代わり，腎機能が著しく低下している事を告げられました．それと同時に，速やかに透析を行うように勧められました．私は只今，76歳と8カ月です．未だ仕事は現役として，年間150日位は海外の辺鄙な国々を飛び回って居ります．今まで高血圧以外の病気に患った事のない私には，透析を始めるという事の重大さと実感が有りませんでした．先生，看護師，栄養士の方々の，親切で丁寧な説明を家族と一緒に受けて，腹膜透析を行う為の手術を受けました．それから約1年8カ月が経過しております．私の場合，腹膜透析は1日に1回行い，週末は2回行うようにしています．透析は日常生活の日課として受け入れられるようになってきましたので，特別に不便であるとか不都合であるとは考えておりません．

　食生活では一時的に大変な時期が有りました．食生活には，本人の自覚はもとより，家族の全面的な協力が必要であると，強く感じております．1日当たりの塩分摂取量最大6gで自宅での食事を作って貰い，腎臓病患者用のパック入りの食事を専門業者から取り寄せたり，当初は大変な思いを経験致しました．家内や嫁いでいる娘が色々と毎日食事を作ってくれましたが，残念ながら，何を食べても只々不味いとしか表現のしようが有りませんでした．外出した場合，どの様に努力しても塩分6g以内に抑えるのはほぼ不可能に近い状態でした．塩分制限が必要な事は十分理解して居りましたが遥かにオーバーしておりました．その原因は，自分で必要性を認識していても自覚

が足りなくて外食だからとか，外国だからしようが無い，と自分自身を納得させて居りました．この様な状態ですから，腹膜透析始めて体調は安定し，仕事も順調でしたが，血圧はかなり高めでした．それは今思えば私の食生活への取り組みと自制が不十分であった結果でした．

現在私の食生活は，日常生活の中で塩分を全く使わない食事をしております．素材の中に塩分が入っている麺類やパン類もとりません．それでも脳にストレスを与え無い様，10日に1回くらい，トンカツや鰻丼それに寿司など食べたいと感じたら躊躇なく食べます．トンカツは両サイドの切り身を残し，真ん中の4切れぐらいをソースなしで食べて，鰻丼は鰻を半分と工夫をしています．この様な食生活を続けておりますが，普通の食事を食べたいとか，ラーメンやそばを食べたいと考える事もなくなりました．

このように食事に対する考え方が変わってきたのは，家内や家族からの全面的な食事に対する協力が当人である自分よりも，色々と不便を感じながら協力をしてくれている事を理解し，感謝をし，家内や家族のために努力をし，日常生活の一つとして腹膜透析とうまく付き合い，仕事を続けようと強く心に留めた結果でした．

塩分や調味料を使わない料理は，素材の味を十分味わい，楽しみながら食事をしており，時折ソーセージなどを1本食べてみると，塩分の味を非常に強く感じます．

私のこの食事方法と経験が，これから腎臓病患者の皆様の参考になれば幸いに思います．

家族の手記

　我が家では主人の透析生活が 3 年目を迎え，ようやくリズムが出来つつあるようになって参りました．これまで血圧が高めとは理解していましたが日々元気に過ごしており，思いもよらない診断にただ驚き，加えて当時腎臓病について全く知識がなく，完治のない病気と知り，驚きとショックの中で生活全体の見直しからスタート致しました．

　先ずは焦らず，急がず…それぞれの御家庭にはその年月と共に食生活の積み重ねもあり，長年の習慣を即，大幅に改善するのはとても大変な事，我が家も同様，当初は最善を尽くそうと家族皆で力を合わせ取り組み，例えば腎臓病食や低タンパクの食品を取り寄せたり，塩分なしのパンを焼いてみたり…良いと思われる事は色々試してみましたが，結果，試行錯誤を繰り返し，現在に至っております．私共には緩衝帯のような中間時期も，重要かつ必要な時期でありました．

　現在の工夫をお示しします．
- 食材の買い物には必ず老眼鏡を持参，表示項目の塩分量他を確認してから購入します．在庫の調味料は全て塩分 40％前後の物のみですが使用頻度は少なく，代用調味料を使用するよう心がけています．
- 下味はつけず，酒類，スパイス，香味野菜を使用，他，折々，色々と試行しています．
- 煮物は食材をだしで，場合によっては砂糖を少し加え，食材が柔らかくなったら減塩醤油を後から加え，鷹の爪，時にはお酢を加えたり…最後にごま油を回しかけます．
- 炒め物には鰹節パウダー，干しエビ，桜エビ，香味野菜，生姜，ニンニク，昆布茶，他．
- ソースにはトマト＋バジル等のハーブ＋レモン汁＋オリーブオイル，燻製のオリーブオイル　又，アボカド，ナッツ類，ネギ，生姜，ニンニク，大葉，香味野菜等．

好評だったソースを一つ…バルサミコ酢大3を煮詰め酸味を飛ばした後，無塩バター6〜10g（素材・量による）を乳化させながら混ぜ合わせ，それをお肉に絡ませたりと使用範囲が広く，とても便利です．

- 油，酢類は，オリーブオイル，エゴマオイル，ココナッツオイル，アマニオイル，アマニローストパウダー，ごま油，各種のお酢，バルサミコ酢，等々．
- 牡蠣の燻製オリーブオイル漬け無塩の缶詰や，その他の水煮に缶詰もサラダやソース他工夫次第で色々と使用でき，意外と重宝です．
- おやつは，果物，和菓子，飲み物など，これらも色々試行中です．

冬場は鍋物，蒸し物が大変便利でした．夏場はフレッシュな夏野菜をオリーブオイルで焼き，上記のソースを添えるのも宜しいかと…．

現在の我が家では主に減塩についてのお示しとなりましたが，皆が同じというわけではありませんので，ご自分に適した方法を見出されてお過ごしいただくのが長続きの方法ではないかと思っています．

長続きということから申しますと，当初は我が家でも毎食，軽量スプーン，カップ，スケール，塩分濃度軽量スプーン等利用し細かく計算してきました．短期間の場合は持続できなんとか努めてきましたが，長期に及ぶ頃から本人にも家族にもストレスとなって，味気ない食事タイムとなってしまい…対処法として取り入れたのは，通常使用する食器，グラス等予め計量しておき，食事タイムには計算せず，腎臓食の不必要な話題はあまりせず自然体で過ごすことにし，結果，我が家のリズムができつつあるように思われます．

最後に，病気となってしまったことはとても残念ではありますが，その環境下で暖かいお気持ちで診療に携わってくださる先生やスタッフ方に感謝し，折々の病状をしっかりと受け止め，病気とうまくお付き合いしつつ，楽しく過ごして参りたいと思っております．

3 体液管理

②体液管理のための食事療法の実際
―奪うのではなく人生の楽しみを引き出す栄養指導

　いかに楽しみながら減塩に取り組んでいくか，実際に栄養指導や腎臓教室で行っている患者指導の内容について紹介する．

▌ 味付けを1品のみにする！

　患者に実際の献立を見てもらいながら献立の極意を伝授する．例を挙げてみよう（図1）．
- 主菜の食塩含有量がやや多いが，副菜の食塩量を0gにすることで全体の食塩量を抑えられている．
- 副菜は食塩量0gだが，食塩を含まない調味料を用いることで美味しく食べられる．

▌ 副菜は食塩の少ない調味料や薬味を利用して美味しく食べる！

　食塩含有量が少ない調味料を効果的に利用することで，食塩量が少なくても美

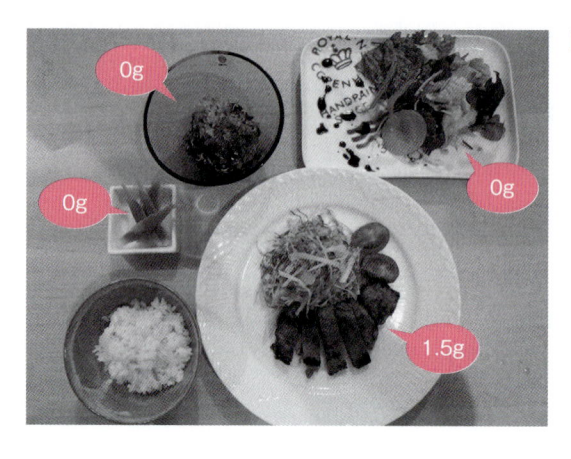

図1●献立例①:
　　　付加食塩量 1.5 g
・豚肉の味噌漬け焼き（市販品）80 g
・サラダ（野菜，オリーブオイル，煮つめたバルサミコ酢，少量のナッツ）
・お浸し（青菜，鰹節）
・甘酢漬（みょうが，酢，砂糖）

JCOPY　498-22429

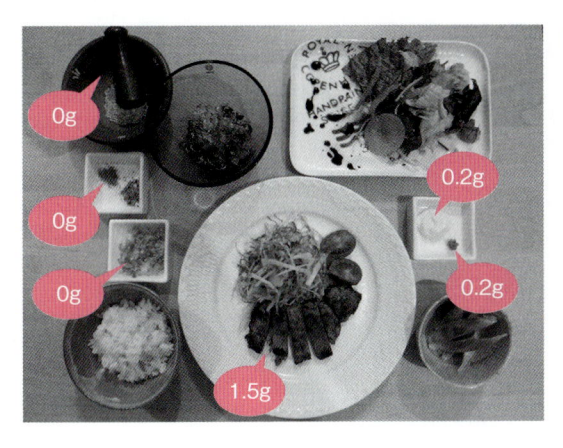

図2●献立例②:
　　　付加食塩量 1.9 g
・ごま: 0 g
・山椒・七味唐辛子: 0 g
・鰹節: 0 g
・マヨネーズ（10 g）: 0.2 g
・柚子胡椒（1 g）: 0.2 g

味しく豊かな食事となることを説明する．この方法を身につけることで，可能な限り食塩摂取量を減らしていくことを目指す．

　図1の例で「味がなくて食事がつまらない」と感じる場合の献立例を図2に示す．

　食塩0gでは副菜が食べにくい場合，食塩含有用が少ない調味料や薬味（ラー油，生わさび，粉からし，唐辛子，山椒，柑橘類，酢，にんにく，生姜，胡椒など）を数種類用意し，好みに合わせて使う方法を紹介する．

減塩の達人に聞こう！

　腎臓教室での取り組みとして，PD患者が発表者となり，食塩管理の実際を紹介した．図3〜8は，患者の食事を栄養士が再現し写真撮影したものである．医療者ではなく同じ減塩に取り組む生活者としての患者からの話であるため効果的である．

● Aさんの例

①朝食（図3）

　食塩を含む調味料は使用しておらず，付加食塩量は0gである．スクランブルエッグは大葉がよいアクセントとなっている．和えものには，バルサミコ酢，ごま，唐辛子，オイルで風味づけを行うことで，美味しく食べられるよう工夫され

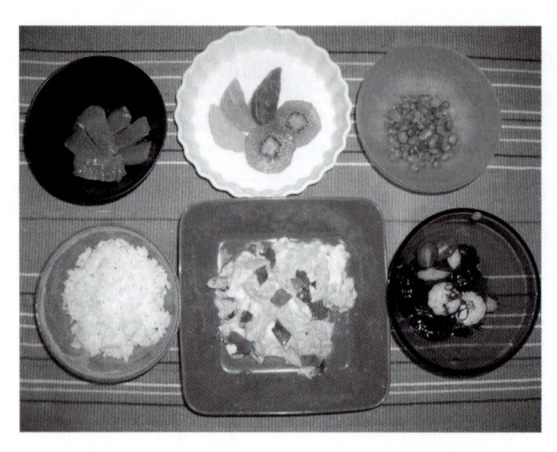

図3●Aさんの朝食：
付加食塩量0g
- ・ご飯
- ・大葉入りスクランブルエッグ(調味料：油のみ)
- ・納豆（調味料：なし）
- ・さしみこんにゃく(調味料：なし)
- ・きゅうりとわかめの和えもの(調味料：バルサミコ酢，白ごま，一味唐辛子，アマニオイル)
- ・ミニトマト（調味料：なし）
- ・果物

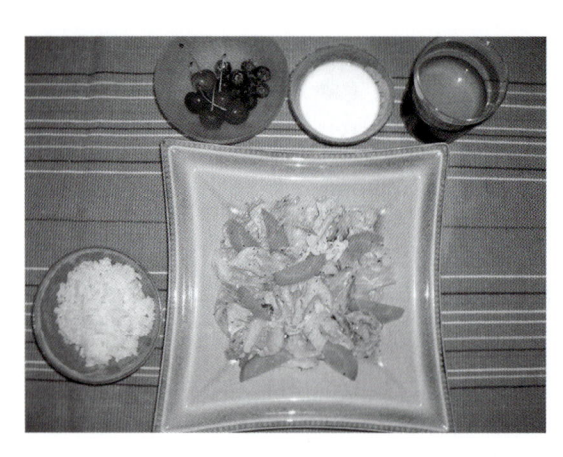

図4●Aさんの昼食：
食塩量0.1g
- ・ごはん
- ・桜エビ入り肉野菜炒め（調味料：油，胡椒）
- ・果物
- ・ヨーグルト
- ・ジュース

ている.

②**昼食**（図4）

　桜エビ入り野菜炒めには塩を使用していないが，桜エビに含まれる少量の食塩（0.1g）と風味がプラスされている.

③**夕食**（図5）

　白身魚のソテーには食塩を使用していないが，下味に生姜汁と胡椒を利用することで，魚の臭みを感じずに美味しく食べられる．また，オリーブオイルで皮目を焼くことで香ばしい風味が加わる．トマトとバジルのソースもハーブの香りを

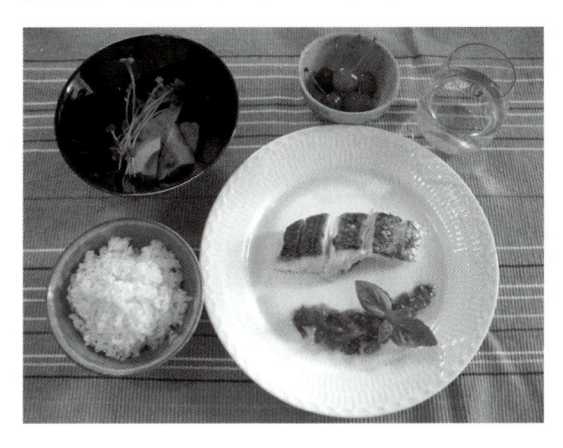

図5●Aさんの夕食:
　　　付加食塩量0g
・ごはん
・白身魚のソテー(調味料: オリーブオイル, 生姜汁, 胡椒)
・トマトバジルソース(調味料: レモン汁, オリーブオイル)
・アボカド貝割れ添え(調味料: 生わさび)
・果物

添えており, よいアクセントになっている.

　アボカドは醤油を使わず, わさびと貝割れの辛味で食べる. 市販のチューブ入りわさびは多少の食塩を含むので, できるだけ生わさびを使用している.

● Bさんの例

①朝食 (図6)

　目玉焼き, ゆで野菜には調味料を使用していないため, 食塩量は食パンに含まれる0.8gのみ. パンにも思いのほか食塩が含まれていることを受講者に知って

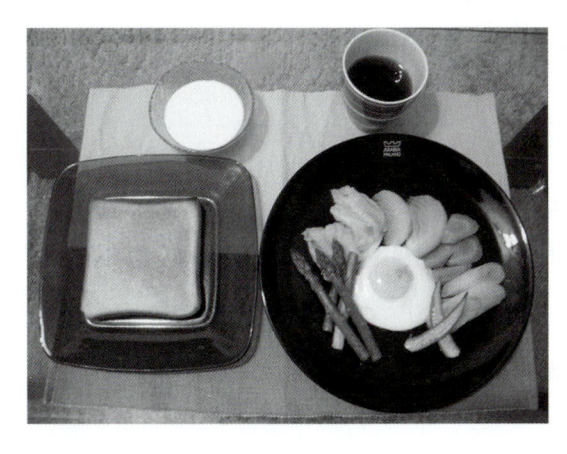

図6●Bさんの朝食:
　　　食塩量0.8g
・トースト (6枚切り) 1枚
・目玉焼き (調味料: なし)
・ゆで野菜 (調味料: なし)
・ヨーグルト
・コーヒー

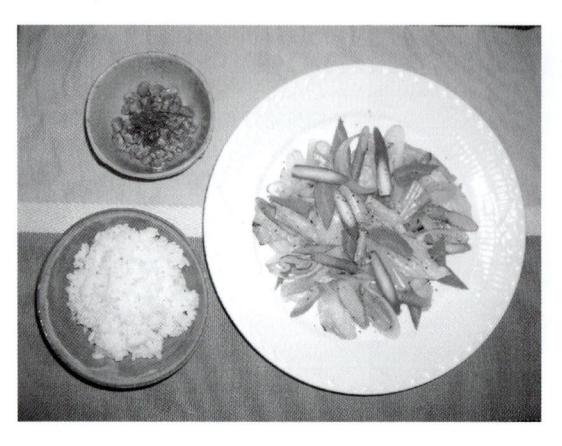

図7●Bさんの昼食:
付加食塩量 0 g
- ご飯
- 野菜炒め（調味料: 油，胡椒）
- 納豆（大葉の千切りのせ）（調味料: なし）

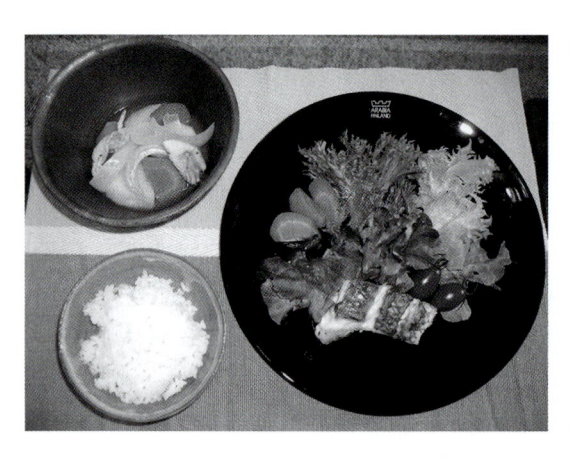

図8●Bさんの夕食:
食塩量 0.1 g
- ご飯
- 魚のソテー（調味料: 油，胡椒）
- 生野菜（調味料: なし）
- 肉じゃが（調味料: だし汁，清酒，本みりん）

もらう.

　②**昼食**（図7）

　野菜炒めには食塩を使用しないが，胡椒の風味で美味しく食べられる．納豆は大葉の千切りをのせることで，調味料を使用しなくても香りよく食べられるよう工夫されている.

　③**夕食**（図8）

　魚のソテーは食塩を使わず，胡椒で魚の臭みを抑えている．肉じゃがは醤油を使わず，清酒とだしのうま味をきかせている．市販の顆粒だしは食塩含有量が多

いので避け，削り節からとっただしを使用．また，みりん風味調味料や料理酒は食塩を含む場合があるので，本みりんと清酒を使用している．

　ここに挙げた以外にも，コンビニを利用した場合の実際の工夫例として，例えば冷やし中華であれば，たれは使わず，オリーブオイルと酢で味付けするなどの工夫により，食塩量を減らすことができることを患者が紹介．

腎臓食で旅行！

　腎臓教室にて，旅行中の食事管理をテーマに講義を行う．具体的な工夫点を伝えるため，栄養士自身が患者役となり実際に旅行し，その食事内容を腎臓教室で紹介した．内容の一部を紹介する．

　まず，宿泊先に連絡した際のエピソードを話し，腎臓食を提供している宿の存在やその検索方法を知ってもらう．
＜腎臓食を提供している旅館を調べて問い合わせ＞
　筆者：「腎臓食をいただきたいのですが….」
　旅館：「大丈夫です．明日，管理栄養士から確認のお電話をいたします．」
　宿泊先に事前に栄養量を伝えた際のやりとりも紹介．自身の栄養量を正しく把握しておく必要があることを認識してもらう．
＜翌日，旅館の管理栄養士さんから電話＞
　旅館：「腎機能はどれくらいですか？」
　　　　「栄養量の設定は？」
　筆者：「食塩6g，たんぱく質50g，エネルギー1800kcalです．」
　旅館：「では，1日の半分の栄養量（食塩3g，たんぱく質25g，エネルギー900kcal）を目安に夕食をご用意します．」
　　　　「翌日の朝食は，1日の栄養量の1/3程度（食塩2g，たんぱく質16g，エネルギー600kcal）を目安にご用意します．」
　続いて出発日の朝食の工夫を紹介（図9）．
　1日目の夕食は宿泊先で腎臓食（食塩3g）の食事を摂ることが決まっているが，昼食は外食で好きな物を食べたいため，朝食は食塩0gとしたエピソードを話し，レシピを紹介．無塩パンの販売店および購入方法も説明．
　昼食のレストランでメニューをどのように選んだか解説．筆者が実際に店員に

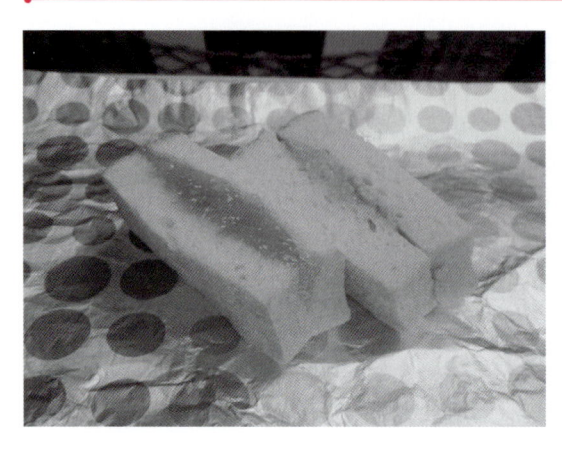

図 9 ● 1 日目: 新幹線で朝食
- 無塩パンで作った梅ジャムサンド
- 無塩パンで作ったくるみバター（無塩）サンド
- たんぱく質: 7.6 g
- 食塩: 0 g
- エネルギー: 377 kcal

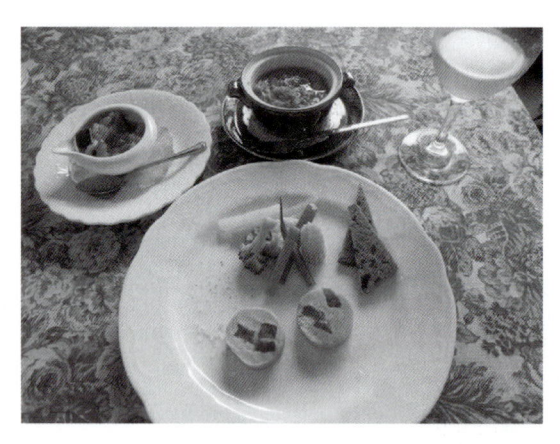

図 10 ● 1 日目: レストランで昼食（食塩量は推定 1.9 g）
店員さんに質問するのが外食での注文のコツ.
- 量はどれくらいですか？
- 半分にできますか？
- どんな味付けですか？　塩分が苦手なのですが，味は濃いめですか？
- 調味料を別にできますか？

尋ねた質問や，店員の受け答えについて話し，外食店でも食塩量の調整が可能であることを感じてもらう（図 10）.

夕食は，旅館で提供された腎臓食を紹介（図 11）. 品数が多く十分に楽しめる内容であったことを報告.

また，表示されている栄養量が必ずしも正確ではない場合があることを伝え，日頃から食事療法に取り組み，正しい判断ができるようにしておくことが大切と説明.

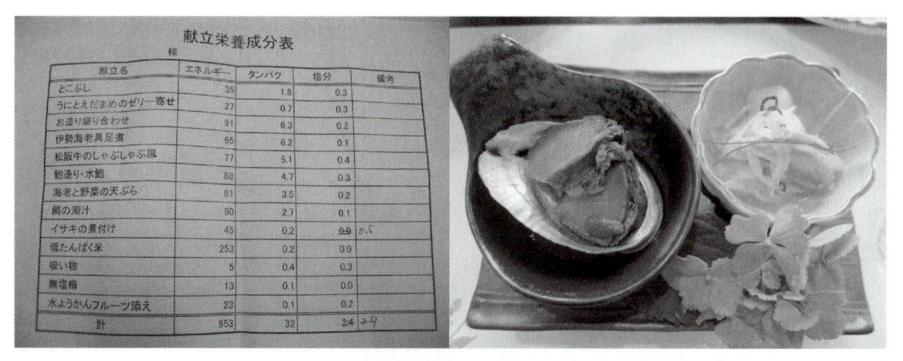

献立栄養成分表

献立名	エネルギー	タンパク	塩分	備考
とこぶし	35	1.8	0.3	
うにとそらまめのゼリー寄せ	27	0.7	0.3	
お造り盛り合わせ	91	6.3	0.2	
伊勢海老具足煮	65	6.2	0.1	
松阪牛のしゃぶしゃぶ風	77	5.1	0.4	
鮎造り・水鮑	88	4.7	0.3	
海老と野菜の天ぷら	81	3.5	0.2	
鯛の潮汁	50	2.7	0.1	
イサキの裏付け	45	0.2	0.9	0.5
低たんぱく米	253	0.2	0.0	
吸い物	5	0.4	0.3	
無塩梅	13	0.1	0.0	
水ようかんフルーツ添え	23	0.1	0.2	
計	853	32	2.4	2.9

図 11●1 日目: 夕食は旅館の腎臓食（食塩量 2.9 g）

表 1●筆者が 1 日目に摂取した栄養量

たんぱく質: 53.1 g（朝 7.6 g＋昼 13.5 g＋夕 32.0 g）
塩分: 4.8 g（朝 0 g＋昼 1.9 g＋夕 2.9 g）
エネルギー: 2074 kcal（朝 377 kcal＋昼 844 kcal＋夕 853 kcal）

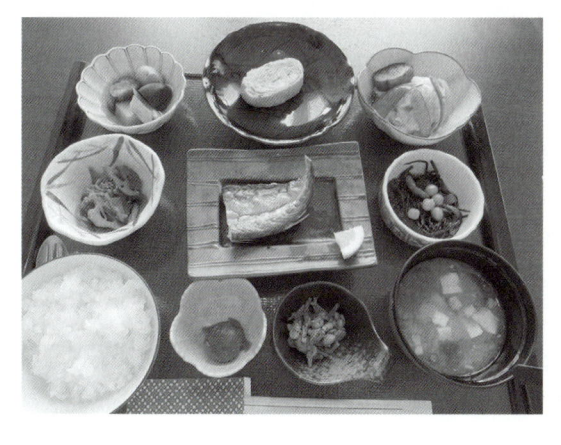

図 12●2 日目: 朝食は旅館の腎臓食（食塩量 1.9 g）

筆者が 1 日目に摂取した栄養量（表 1）を示し，腎臓教室の受講者に評価してもらう．

患者同士の活発な意見交換がなされ，「旅行中にもかかわらず 1 日の食塩量を 4.8 g に抑えられた要因は，朝食を 0 g としたことが大きい」という結論となった．

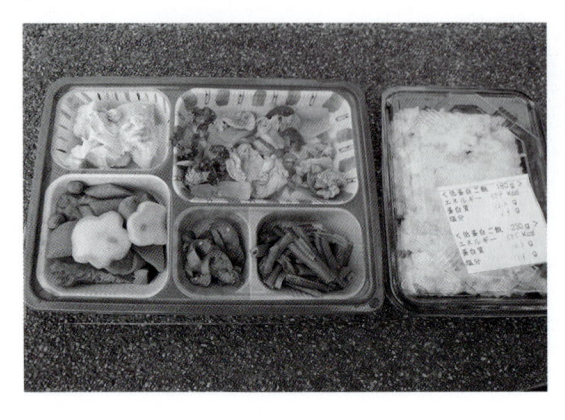

図13●2日目: 昼食は腎臓食の
お弁当 (食塩量1.9g)

表2●旅行中の食事管理のまとめ

- 旅行を計画する際は, 食事の計画もある程度たてる.
- 自分で調整できる食事は, できるだけ調整しておく (例: 出発日の朝食の食塩量を0gにする).
- 宿泊先が食事療法にどの程度対応してくれるか確認する. 調整してもらう場合は, 自分の病状や指示栄養量を正しく伝える.
- 日頃から食事療法を実践し, 正しい判断ができるようにする.

続いて, 宿泊先で提供された2日目の朝食を紹介 (図12).

煮物やみそ汁は, だしをきかせて薄味でも美味しく食べられるよう工夫してあることなど, 自宅での食塩管理の参考になるポイントを, 感想を交えて伝えた.

最後に, 利用した宿泊先で予約販売している腎臓食の弁当を紹介 (図13). さまざまなサービスが利用できることを知ってもらう.

食事管理を行いながら前向きに人生を楽しんでほしいという気持ちを込め, その実際をお伝えした. 表2にそのポイントを示す.

また, 医療者から一方的に知識提供するだけでなく, 患者同士の意見交換から気付きが生まれることで, 実践が伴いやすくなる.

(山根朋子)

4章

患者教育（自己管理）

1 総論

慢性期腎疾患の診療—なぜ透析患者さんは難しいのか？

　我々が扱っているのは慢性疾患である．医療技術の進歩の結果，先進国を中心に疾病構造が慢性疾患中心となり，自己管理こそが治療の要であるとする「治療的患者教育」が世界保健機関（World Health Organization: WHO）でも示され[1]，慢性疾患管理が重用視されるようになった．腎不全医療において我が国では，1960 年代以降の透析医療の技術進歩や治療薬の開発なども相まって名実ともに慢性疾患にパラダイムシフトし，現在 31 万人を超える患者数となった．この間，診療ガイドラインも急速に整備されてきたが，目標とする診療指針の達成には患者自身での食事・水分管理および服薬管理がなされないと実現困難である．維持透析患者が病院外で過ごす時間は PD 患者で約 99.9％，HD 患者で約 93％と計算され，病院外での管理が重要であることが自明である．医療者には患者の病院外での長期に安定した適切な行動形成を可能にするアプローチが求められる．このように慢性疾患診療の質の向上には，昨今の evidence-based medicine（EBM）に基づいた医療者による外的管理のみでなく，患者自身の疾患受容を踏まえた上での自己管理（内的管理）が必要と思われる．症例を紹介する（図 1, 2）.

症例：58 歳男性

16 年前より高血圧にて近医通院，糖尿病性腎症による CKD，高血圧にて 6 年前より前医通院開始．吐気・倦怠感にて受診した際 BUN 105mg/dL，Cr 16mg/dL，精査・加療目的で当院紹介受診.

既往歴：2 型 DM，高血圧，脂質異常症

職　業：システムエンジニア
食　事：コンビニ食，外食
家　族：独身，両親と疎遠
喫煙歴：20 本×30 年

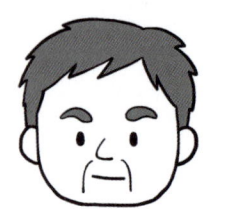

図1●症例提示

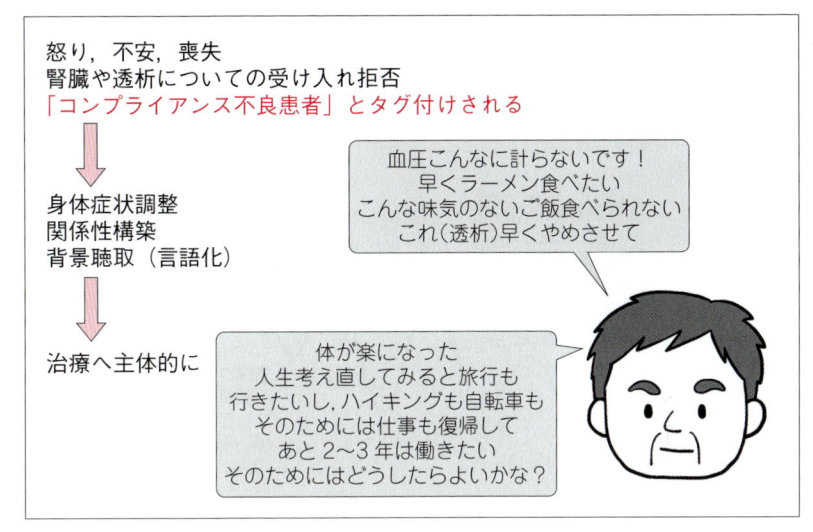

図2●療法選択プロセス

● 症例

58歳男性．糖尿病性腎症を原疾患とし6年前より専門外来通院を開始していた．尿毒症のため当院へ紹介受診．入院時喪失感，不安・怒りの言動が医療者に向けられた．知識や疾患受容は進んでおらず，療法選択を行える状態ではなかったため，緊急にHD導入し体液量の調整，心血管系合併症の評価を行い，身体症状の改善や調整を行った．関係性を構築しながら第三世代認知行動療法であるAcceptance and Commitment Therapy（ACT）[2]（別項［66頁］を参照），Narrative Based Medicine（NBM）中心に個別性への介入を行い，これまでの背景をふまえた今後の希望が言語化され，徐々に治療へ主体的になった．このプロセスを経て，疾患受容が進んできたことより療法選択に入った．塩分制限の重要性や腎保護のDVDを視聴し，意欲が上がったところで具体的な方法として栄養指導に入った．自己基盤が脆弱と想定されたため，価値の言語化を繰り返す一方で，医療連携を活用して生活環境の整備やストレス軽減を行い，不安の軽減を試みた．身体症状が改善し，これまでのことと今後のことを考えられる状況になった上で，「仲間との時間を大事にしたい，そのために仕事もしたい」という価値を言語化し，本人希望のもとPD導入支援開始．残腎消失していたためHD＋PD併用療法にて導入．問題点や結果を可視化させ，行動変容を促し，徐々に自己管

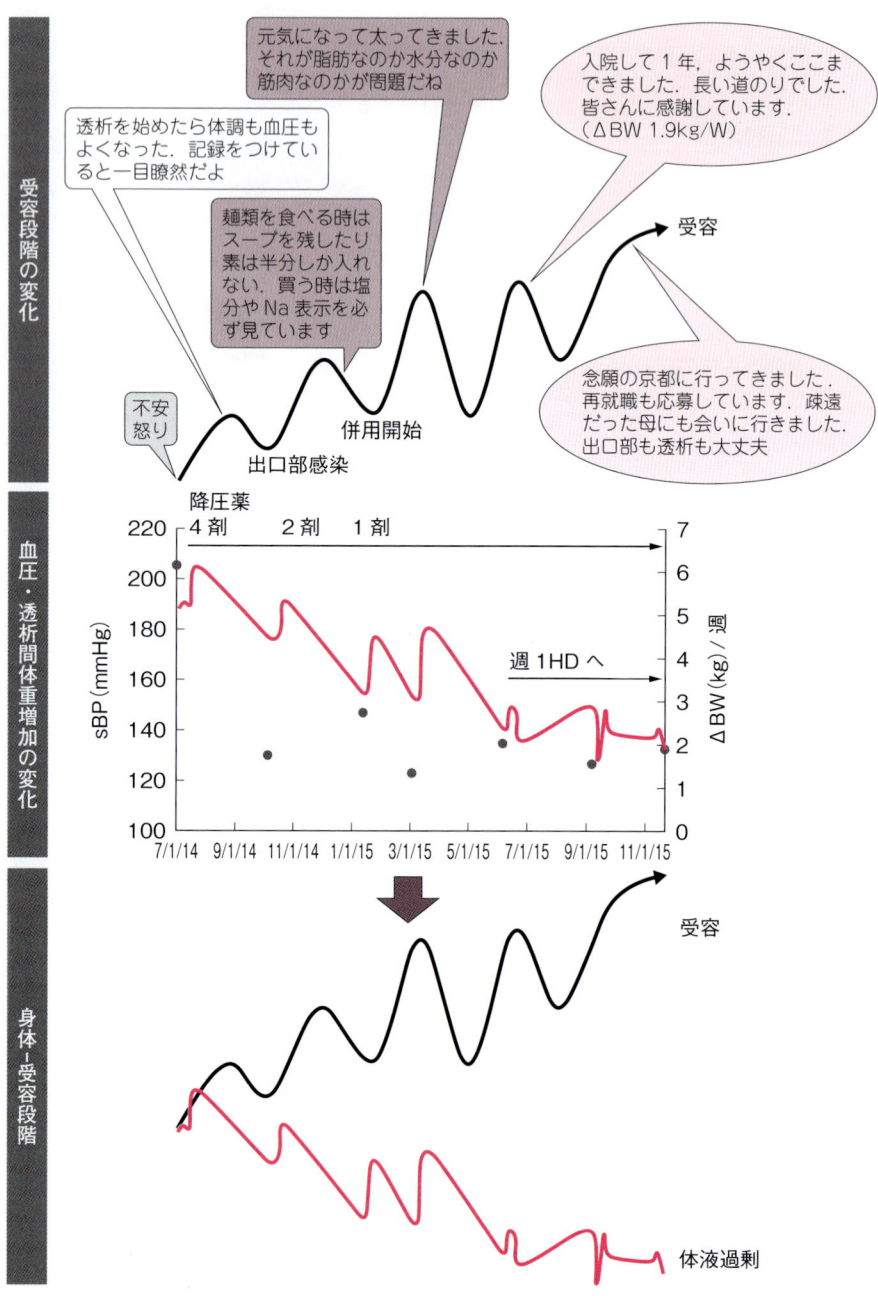

図 3 ● 症例の内面の変化と血圧・透析間体重増加の変化

理可能となった．本人の手記によると，最初は不安と怒りの言葉が見られたものの，徐々に周りに目を向け，治療生活を自分のものとし，社会生活へ向かっていくまでの変化があり，それとともに身体データの改善（HD 間の Δ 体重増加の減少，降圧薬減少下にての血圧低下）と合致した．疾患受容が進むとともに自己管理が可能となり，身体的データの改善を認め，それが習慣化してくるといった好循環に繋がった（図3）．

なぜ「透析患者さんは難しい」と言われるのだろうか．透析患者の寿命という意味では，5 年生存率 60.5%[3]は胃癌や大腸癌と同等以下である．しかも透析のための時間拘束，食事制限，身体的合併症による苦痛・不安，身体面のみならず仕事など社会的不利益や金銭面，精神面にも問題は多岐に及ぶ．その中で生涯日常生活を送っていくのである．WHO 憲章草案[4]において，健康とは「病気でないとか弱っていないということではなく，肉体的にも精神的にも，そして社会的にも，すべてが満たされた状態にあること（a state of complete physical, mental, and social well-being and not merely the absence of disease or infirmity)」とされている．透析患者においても「疾患の不在」ではなく「well-being」を達成するため，身体面はもちろん，精神心理面・社会的問題のサポートが重要であり，そこが抜け落ちるといわゆる「難しい患者さん」が生まれやすい環境にあると考えられる．これらをより広い視野で解決していくには分野横断的アプローチ，多職種介入，地域一体型の包括的アプローチが求められる．それを示すように，透析患者において身体面だけでなく心理面の生活の質（quality of life: QOL）低下が相対死亡リスクを高めること[5]や，多職種での保存期教育が医師単独の従来型教育と比し導入後においても短期・長期ともに生命予後を改善する報告[6,7]などから，内面を含めた多角的な教育・診療を行うことが身体的予後の改善に繋がる可能性が示唆されている．

急性期疾患と慢性期疾患の視点の違い

急性期疾患と慢性期疾患への診療に対する違いをみてみよう．図4をみてほしい．急性期はおもに病棟や集中治療室，救急外来，慢性期はおもに外来・地域となる．急性期では一時的にも治療の完結をゴールとするためおもに身体面が，慢性期ではそれに加え精神心理社会面，教育モデルが重用視される．パターナリズ

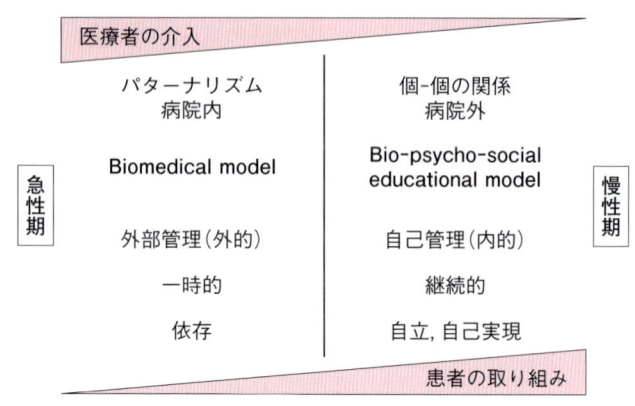

図4●急性期と慢性期の視点の違い

ムになりがち（時としてその方が望ましい）な急性期診療と異なり，慢性期診療では患者家族自身の理解・協力・自己管理がより重要である．こういった違いを医療者自身が認識して診療にあたることは非常に重要である．そもそもこれまで医学の進歩は人間を物体として科学的に研究すること，個別性を排除しマスとしてエビデンスを取り扱うことで発展してきた．一方で生活世界を生きる人間の精神心理面と社会生活面は切っても切り離せないので，慢性期を診ていくためにはこれまで排除してきた個別性に焦点を当てる必要があり，そのために質的研究も含めた人文科学とのコラボレーションが求められると考えられる．

PD 患者の 2 つのカテゴリー

　誕生があって死があるという構造は誰にも普遍的であるが，その過程において大きく分けて 2 つの患者層がある（図5）．第 1 の患者層は，自己管理・自立に重きを当てるべく「できることが増えていく」患者層である．どのようにして行動変容を促し，よりよい腎不全生活を支援するか．この層では患者自身の自立・自己実現を目指す形での内的管理が中心となる．そして自己管理は身体面の改善に繋がる．こういった患者層を診ていく上で必要な概念は時間性と個別性の概念である．つまり，目の前の患者がどういった個別性をもった背景をもち，今後どういった方向性を望むのか．その過程で我々が関わることで患者は「自己管理を必要とする完治のない慢性腎不全疾患」とともに新たな価値を含んだ人生を歩んで

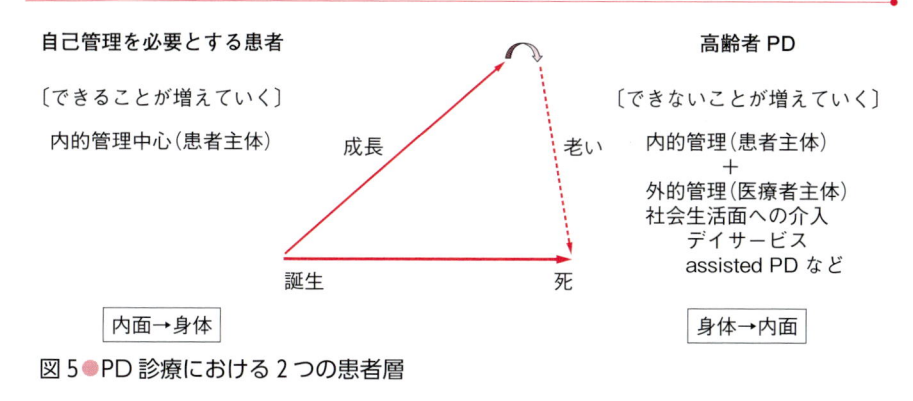

自己管理を必要とする患者　　　　　　　　　　　　　　高齢者 PD

〔できることが増えていく〕　　　　　　　　　　　〔できないことが増えていく〕

内的管理中心（患者主体）　　　成長　　老い　　内的管理（患者主体）
　　　　　　　　　　　　　　　　　　　　　　　＋
　　　　　　　　　　　　　　　　　　　　　　　外的管理（医療者主体）
　　　　　　　　　　　　　　　　　　　　　　　社会生活面への介入
　　　　　　　　　　　　　　　　　　　　　　　　　デイサービス
　　　　　　　　誕生　　　　　　　　死　　　　　assisted PD など

内面→身体　　　　　　　　　　　　　　　　　身体→内面

図5● PD 診療における 2 つの患者層

いくことになる．時間上のある一点で患者を判断することは患者の内的変容の可能性を閉ざすことに繋がる危険性をもつ．

　もう 1 つは高齢者 PD の患者層である．高齢腎不全患者が抱える問題は身体・機能的衰えのみならず，日常身体機能低下や認知機能低下，生きがいの消失・近親者の死・孤独や社会的孤立などからくる高齢者うつ，介護負担，サルコペニア・フレイルなど多岐に及び，支援者も含めたサポート体制が必要となるため，患者や支援者の希望を重視し，地域医療共同体で支えていく仕組みづくりがより重要となってくる．誰しも徐々に老いに向かっていく中で，できないことが増えていく（できることが増える面もある一方で）ことを早期に発見し，住み慣れた地域の中で患者を支えていく仕組みや可逆的でシームレスな連携体制がより必要となる．

■ ポイント
- 腎臓内科領域では，慢性疾患としてのケアが中心課題となった．
- 慢性疾患の患者および家族を診療する際には，EBM と NBM の両者の視点を導入する必要がある．
- 慢性腎不全の急性期段階（透析導入，合併症入院など）では生物医学的モデル中心となることが多いが，慢性期では心理・社会・教育モデル中心となる．
- 腎不全医療において，自己管理が可能となる若年群と，自己管理が困難となっていく高齢患者群が存在し，異なる視点が必要となる（後者については，6 章で言及する）．

- 慢性疾患における患者教育には，疾患ライフの受容段階に基づいたアプローチが必要であり，受容段階が進んでいる場合は行動形成のための手法（従来型の cognitive behavior therapy: CBT）が有効で，進んでいない場合は人生の文脈を扱う手法（acceptance and commitment therapy: ACT）が有効である．
- 疾患ライフの受容段階が進みにくい場合，誕生のプロセスからの文脈について患者と語る機会を得る必要がある．そして，その背景を理解し，まずは共感的に接することが重要となる．
- 上記の視点を各職種が理解し，それぞれの専門性を発揮することが重要である．また，基幹病院腎臓内科医師は，地域を含めた診療の舵取り役としてリーダーシップを発揮することが期待される．

文献

1) World Health Organization. Therapeutic patient education. Continuing education program for healthcare providers in the field of prevention of chronic diseases. WHO Office for Europe; 1998.
2) Ost LG. The efficacy of Acceptance and Commitment Therapy: an updated systematic review and meta-analysis. Behav Res Ther. 2014; 61: 105-21.
3) 日本透析医学会統計調査委員会. 図説わが国の慢性透析療法の現況. 2014 年 12 月 31 日現在. 2015.
4) Constitution of the World Health Organization. Geneva: World Health Organization; 1948.
5) Mapes DL, Lopes AA, Satayathum S, et al. Health-related Quality of Life As a Predictor of Mortality and Hospitalization (DOPPS). Kidney Int. 2003; 64: 339-49.
6) Ravani P, Marinangeli G, Tancredi M, et al. Multidisciplinary chronic disease management improves survival on dialysis. J Nephrol. 2003; 16: 870-7.
7) Devins GM, Mendelssohn DC, Barré PE, et al. Predialysis psychoeducational intervention extends survival in CKD: a 20-year follow-up. Am J Kidney Dis. 2005; 46: 1088-98.

（上條由佳）

2 心理面

①受容段階

腎不全患者において，身体面のガイドラインの達成には，体液，CKD-MBD，服薬，体液管理が重要だが，これらは日々の自己管理の要素が大きい．自己管理とはその人の行動そのものである．行動は脳が規定することから，その人の内面（脳），すなわち心理面への介入が必要となることは必然といえる．また，慢性腎不全の場合，一時的なストレスや不安を解消したとしても，手術，合併症など新たな不安と再び遭遇するということを繰り返す．そのため，数日，数カ月といった一時点の心理を捉えるだけでは不十分であり，年余〜一生という視点の長いものさしを用いた内面への介入方法を考案し，導入していく必要がある．この観点から，我々は疾患ライフの受容段階というものさしを導入し，人間の行動を人生の文脈に関連する要素（機能的文脈主義）と関連しない要素（機械的行動主義）に分けて捉え，文脈を扱う手法（Acceptance and Commitment Therapy: ACT）と従来型の認知行動療法（Cognitive Behavior Therapy: CBT）とを取り入れてきた．これらについて実例を交えて概説したい．

▌慢性疾患の受容段階

自分の体の機能の一部を失った人は一連の心理過程を経るといわれており，その心理過程については，「障害受容」という形で，さまざまな理論が提唱されている．たとえば，Cohn (1961)[1]は，障害を喪失と捉え，「ショック」，「回復への期待」，「悲嘆」，「防衛」（健康的あるいは神経症的），適応の段階が存在することを提唱している．これらを参考に，慢性疾患患者の受容段階には「喪失」，「拒絶」，「闘争」，「折合」，「受容」の5段階が存在すると考える（図1）．この5段階を参考に，患者の心理面を評価することが診療では重要となる．

受容段階は「喪失」→「受容」に向かって順番に進んでいくというわけではない．「喪失」から「闘争」まで上がったかと思えば，「拒絶」までまた落ちてしまい，またしばらくすると「折合」まで上がっている，という形で行きつ戻りつする．これは，図2のように，1人の患者の感情を，1日の中でみると，「喪失」の感情，

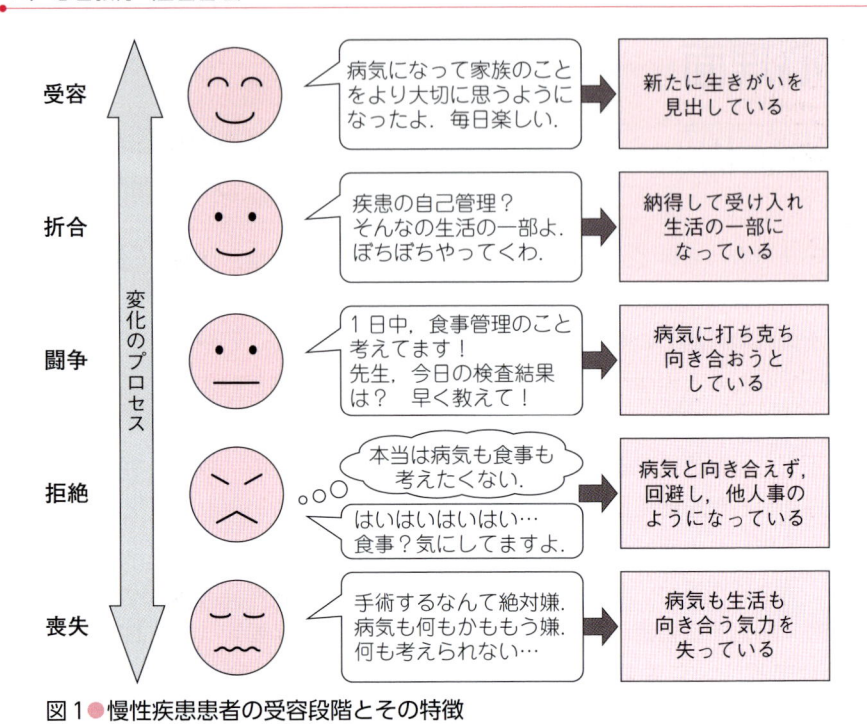

図1●慢性疾患患者の受容段階とその特徴

「拒絶」の感情，さまざまな感情状態が混在しているからこそである．したがって，1日の中で5段階のどの感情がいちばん多いかということを患者の行動や発言から判断する．「落ち込みの気分が多くあまり外出もできていない，今は喪失段階の感情がいちばん多い」と判断した場合には，受容段階が「喪失」となる．このように，まずは日々の診療の中で患者の現在の受容段階を見極めることから診療が始まる．本項では，この受容段階を用いた実践と理論について述べる．

実臨床での使用方法

実際の診療では患者の受容段階がどの段階であるかをまず評価する．そして，それに応じた介入をしていく．図3は，受容段階とそれに対する介入についてまとめたものである．

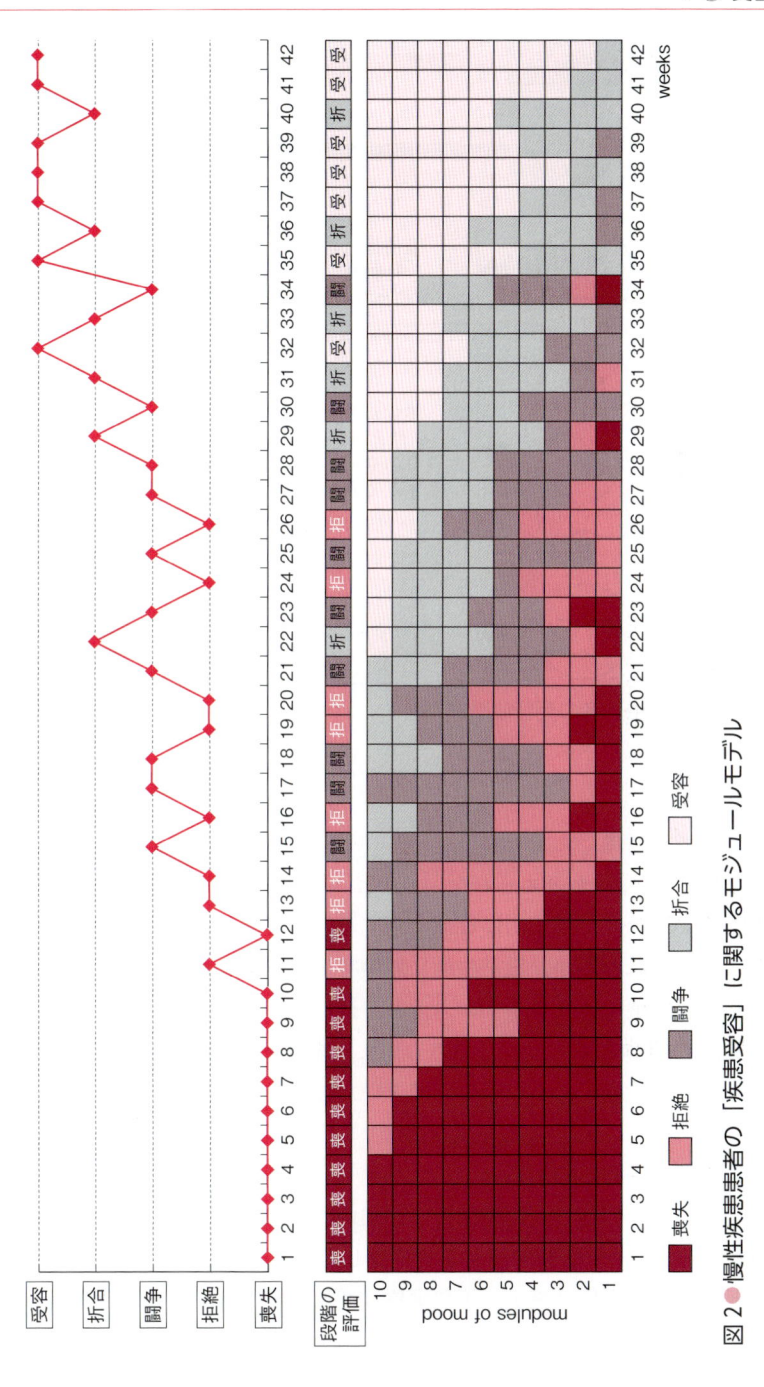

図 2 ● 慢性疾患患者の「疾患受容」に関するモジュールモデル

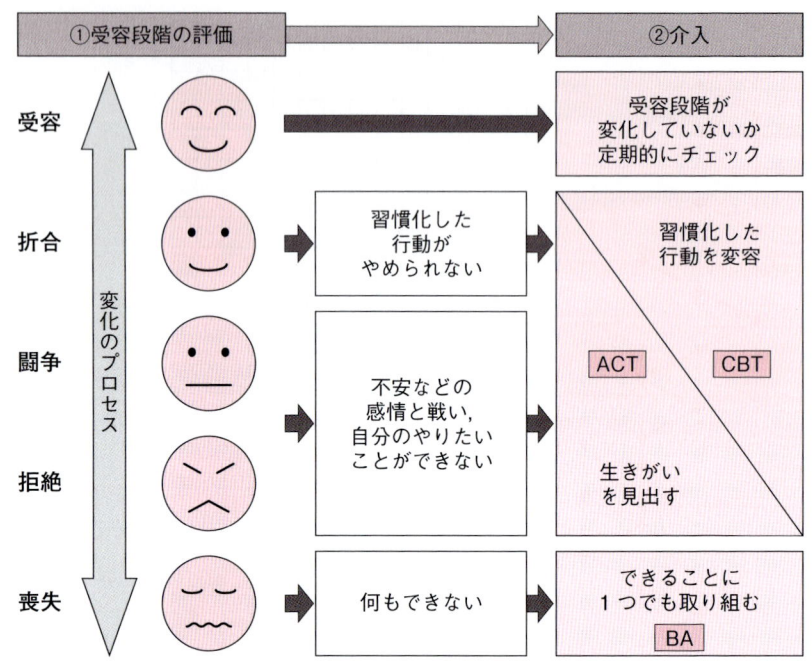

図3●慢性疾患患者の受容段階と対応

● 喪失段階

(1) 喪失段階の特徴

喪失段階では，「何も考えられない」など，落胆の気持ちが強くなり，物事に集中できなくなったり，無気力になったりすることがある．疾患や必要な治療について急に伝えられたとか，日常生活においてストレスのかかるような辛い出来事があったという時に起こりやすい．それに従い，抑うつ的になることもある．したがって，「食事がとれない」，「眠れない」，「物事を楽しめない」といった発言がある時には喪失段階であると判断してよいだろう．

(2) 喪失段階の患者への対応

喪失段階のように落ち込みの気持ちが強い状況においては，嫌な事象から逃げる（回避行動）ことや悲観的思考を繰り返し考える（ネガティブな反芻）ことで，自分にとっての快事象は減少，不快事象は増加していき，さらに落ち込んでいくといった状態に陥っていく．このような状態を打破していくには，患者の快事象

をもたらす行動を促し，不快事象が起こる頻度を減少していくことがよいとされる．これは，行動活性化（Behavioral Activation: BA）という，1970年前半にLewinsohnらが考案したうつ病に効果があるとする治療法に基づく考え方である．

【BAに基づく介入方法】

図4のように，患者の気持ちの落ち込みやすい状況・行動を整理し，それと異なる代わりの行動（できそうな行動，気分が変化するかもしれない行動）を思いつくだけ挙げ，実践してもらうとよい．たとえば，入院中で，「毎日天井ばかり見ていると，嫌なことばかり考えてしまって何もやる気が起きない」ということはよくある．このような場合には病室，もしくは病棟内でできそうなこと，そして気分がよい方向に変化しそうなことを一緒に考え，実践してみるとよい．病棟を2，3分でも歩いてみたりすることもよい提案になりやすい．自宅に引きこもってしまい，何もやる気が出ないといったような場合には，家族の協力が必要となることもある．たとえば，食事の準備の際に「お箸だけ並べてもらえるかな？」と声をかけることで，行動を起こすきっかけを作ってもらったりするのである．また，BAでは，患者自身が自らの行動とその結果についてより意識できるようにサポートすることが重要であるとされている（Martellら，2001）[2]．すなわち，行動しなかった時は気分が憂うつだったが，行動したら少し気分がよい方向に変化

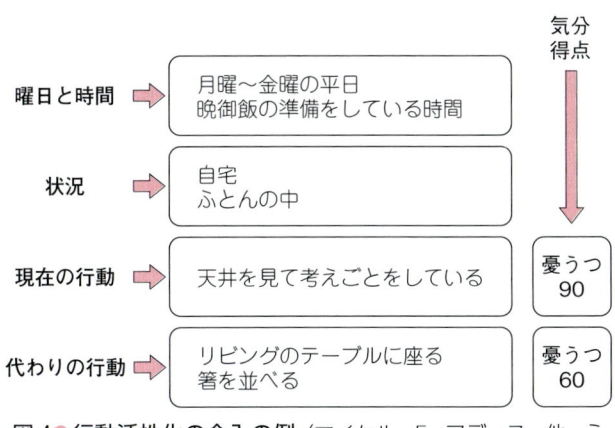

図4●行動活性化の介入の例（マイケル・E・アディス，他．うつを克服するための行動活性化練習帳―認知行動療法の新しい技法．1版．大阪：創元社；2012．p. 46-7[3]を参考に作成）

した，という患者自身の気づきを意識させることがポイントとなる．したがって，行動した時としなかった時の気分の変化などを患者に語ってもらうことも必要である．患者が気分の変化を感じにくい場合には，図4のように気分を100点のうちどのくらいかという形で点数化しながら評価していくと，気分の変化もわかりやすい．

● 拒絶・闘争段階

(1) 拒絶段階の患者の特徴

　拒絶段階では，「とにかく疾患のことは考えたくない」，「思い出すと辛くなってしまうので思い出さないように努力する」という疾患を回避するような発言や行動が現れる．したがって，病院で食事に気をつけるように指導されても，病気のことを忘れてしまいたいと思うあまり，好きなものを食べてしまう．また，人と関わらないようにするなど，自分が苦痛だとか不安だと思うことを回避するような行動をすることもある．

(2) 闘争段階の患者の特徴

　闘争段階では，疾患と闘うことに必死になり，ストイックに食事制限をするといったような行動が現れる．そのため，「友人と会うと食事制限を守れないから」と友人との交流を回避することもある．診察時には毎回，検査データに一喜一憂し，疾患以外のことが見えなくなってしまい，頑張りにむらがみられる．そのため，「昨日の検査のデータのことをばかりを思い返していたので，今日は1日仕事がままならなかった」というように，本来やりたいことに集中できないことも出てくる．

(3) 拒絶・闘争段階の患者への対応

　上記のように，拒絶・闘争段階の患者は，疾患を忘れること，もしくは闘うことで必死になっている．しかし，ある思考を忘れようとすると，よりその思考が浮かぶようになることが Wegner ら (1987)[4] によって示されている．すなわち，自分にとって不快な思考や感情から逃げようとすればするほど苦痛や不安は増幅してしまうのだ．つまり，逃げるのではなく，このような不快な思考や感情とうまく付き合っていくことが重要なのである．この不快な思考や感情とうまく付き合うための心理療法が Acceptance and Commitment Therapy（ACT）

病気に対する不安 過去・未来への不安 自己へのとらわれ	不快な感情を避ける ために回避している 場所・活動	健康・人間関係・趣味・ 自分の成長などにおいて 大切にしていきたいこと
Cognitive fusion 認知的フュージョン	Experimental avoidance 体験の回避	Values 価値

図5●ACT の情報収集のポイント

(Hayes, et al, 2011)[5]である.

【ACT を用いた介入方法】

　介入の流れとしては，図5のポイントに従って情報収集し，その人の生きがい（ACT では「価値」とよぶ）を引き出し，その「価値」に向かって行動できるように介入を行う.

【ACT とは】

　ACT では「人生がもたらす不可避の苦しみを受け容れながら，豊かで充実した意義のある人生を送る助けをする」ということが目的となる（ハリス, 2012)[6]. 慢性疾患の患者は，手術，合併症，治療法の変更といったように，さまざまな出来事が起こり，そのたびに不安に苛まれる. この不安を毎回避けたり（拒絶），闘ったり（闘争）するのではなく,「うまく付き合っていく」という感覚が必要となる. うまく付き合えない状態というのは，図6のように，不安やとらわれという不快な思考や感情に巻き込まれてしまい（認知的フュージョン），その不快な思考や感情を避けるために活動を回避してしまう状態（体験の回避）である. また，そのような場合には，自分の大切にしていきたいこと（価値）が明確でない場合が多い.

　うまく付き合うためには，ハリス（2012)[6]に記されている，A＝Accept your thought and feelings, and be present（自分の思考や感情を受け容れる.「今，この瞬間」に存在する），C＝Choose a valued direction（自分のとって価値のある方向を選ぶ），T＝Take action（行動をとる），という ACT の考え方が必要となる.

病気に対する不安 過去・未来への不安 自己へのとらわれ Cognitive fusion 認知的フュージョン	不快な感情を避ける ために回避している 場所・活動 Experimental avoidance 体験の回避	健康・人間関係・趣味・ 自分の成長などにおいて 大切にしていきたいこと が不明確 Lack of values 価値の明確化の不足

図6●ACTにおいて問題とされる状態

ACTを用いたエビデンスは，抑うつ，不安などの精神面だけにとどまらず，慢性疼痛，糖尿病，肥満などの慢性疾患の分野においても示されており，透析患者などの慢性疾患患者にも十分適用可能なものである．

① 「認知的フュージョン」とは

認知的フュージョンとは，行動よりも思考が優先され，思考に振り回されてしまうような状態をあらわす．人間は言語という便利な道具をもつ．そのため，「透析になったら，もう終わりだ（病気に対する不安）」，「私が病気だと，娘の結婚に差し支えるにちがいない（未来への不安）」，「私は愚かな人間だから何をやってもだめだ（自己へのとらわれ）」といったような言葉で簡単に自分を縛ってしまうことが可能である．このような思考が自分に張り付いて離れないという意味で「認知的フュージョン」とよぶ．

② 「体験の回避」とは

「体験の回避」とは不安といった思考や感情，およびそれを引き起こす状況を回避することである．この「体験の回避」が行動を妨げ，生活を縮小させてしまうため，問題であると捉える．「透析になるかもしれないと考えると不安になってしまう．だから，食塩の制限は考えないようにしよう（＝体験の回避）」という状態は透析患者によくみられる例として挙げられる．

③ 「価値」とは

体験の回避を続けている人は，自分のやりたいことが明確でない場合が多い．これが図6であらわされる「価値の明確化の不足」である．ACTでは人生において自分のやっていきたいこと，生きがいのようなものを「価値」とよぶ．これは，

「テストでいい点を取る」,「医師になる」といったような, 達成したら終わってしまう目標とは異なる.「このような生きがいを持っていれば, 人にすごいと思われるから」といったような心の奥底から出てきたものではないようなものも「価値」ではない. 幼い頃に無自覚に好きだと思ったり, 心の奥底から楽しいと思ったりしたことなどに, この「価値」は含まれる. たとえば,「人と関わっていきたい」とか,「孫の成長を見ていきたい」といったような, 人生を終えるまで達成したかどうかわからないようなもののことである. ACT はこの「価値」に沿った行動を行うことで,「体験の回避」は減少し, 行動が拡大するという理論をもっている.「勉強は嫌いだから, 勉強はしない」という子どもが,「人を助けるために医者になりたい」という価値が明確になることで,「勉強は嫌いだけど, 勉強をする」という状態になることと同様である.

【「価値の明確化」による介入】

　上記のように問題点が明らかになれば, 次のステップは介入である. 本来, ACT においては, 自分の思考から自分を切り離させる (脱フュージョン) ことや, 不明確であった価値を明確にしていく (価値の明確化) など, さまざまな介入方法がある. そして, それらの介入を順番に行うのではなく, 患者に合わせて選択していくことが望ましいとされている. しかし, 医療現場において慢性疾患の患者に介入する場合には,「価値の明確化」を行うことが現実的であり, 効果的であるように思う.

　価値を引き出すポイントは, 自分はどんなことをするのが好きだったのか, どんなことにやりがいを感じていたか, どんなことに感動したかなど, 過去のエピソードを聞くということである.「バレーボール部でセッターをしていて, あの時はすごく充実していました」といったようなエピソードが出てきた時には,「チームのメンバーと協力して戦う」ということが好きだったのか,「セッターで皆を動かしている」ということが好きだったのかなど, 何に心が揺れ動き, 充実していたと感じていたのかまで詳細に聞けるとよい. また, その人が苦痛と思っていることが価値となることもよくある.「人の評価が気になって嫌です」という人は,「人のことを大切に思っている」という価値が潜んでいる場合がある. 言葉だけで表現することが難しい人は, 図 7 のようなワークシートに記入してもらい, 価値を引き出すのもよいだろう.

　価値を引き出した後はそれに向かって行動をすることが重要となる. これが Acceptance and Commitment Therapy の "Commitment" にあたる. 価値に

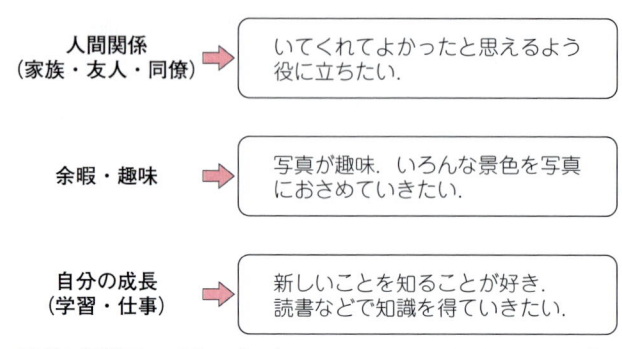

人間関係
（家族・友人・同僚） ➡️ いてくれてよかったと思えるよう役に立ちたい.

余暇・趣味 ➡️ 写真が趣味. いろんな景色を写真におさめていきたい.

自分の成長
（学習・仕事） ➡️ 新しいことを知ることが好き. 読書などで知識を得ていきたい.

図7●価値ワークシート（ラス・ハリス. よくわかる ACT〔アクセプタンス＆コミットメント・セラピー〕明日から使えるACT入門. 1版. 東京: 星和書店; 2012[6]を参考に作成）

沿った行動をする，すなわちコミットメントできるようになっていれば回避していた不安やとらわれとうまく付き合うことができるようになっているはずである. そして受容段階も折合〜受容段階へと移行しているだろう. しかし，うまくコミットメントできない場合もある. たとえば，「旅をしてさまざまな経験をしたい」という価値に向かって行動したものの，旅先で「透析はしたくないから塩分は制限しなきゃという考えばかり浮かんで，楽しめませんでした…」というような場合である.

　この状態は，目の前の景色，状況，自分の感覚といった，今この瞬間に集中せず，頭の中の思考が優先されているがために起こってしまう. このように，今この瞬間に集中・接触できないこともACTでは問題と捉える. 今この瞬間と接触することを「マインドフルネス」とよぶ. 今この瞬間と接触することができていない人には，「洗濯物を干す時に，香りと感触を感じてみてください」，「寝る前に腹式呼吸をして，その息が出ていったり入っていったりする感覚に目を向けてみてください」といったような患者が日常で取り組みやすいマインドフルネスを紹介し，今この瞬間との接触をする練習を行っていくことがよいだろう.

　これらの介入を行うことで，患者の不安はなくなるわけではない. 不安があっても巻き込まれることなく，うまく付き合うことができるようになるのである. 拒絶・闘争段階の患者はこのような段階を経ることで，折合段階へと移行していけるのである.

● 折合段階

(1) 折合段階の患者の特徴

折合段階まで到達すると，さまざまな不安ともうまく付き合うことができるようになっている．しかし，依然として自己管理ができない場合がある．これはどういう場合なのか．人間というのは癖・習慣というものから抜けられないことが多くある．たとえば，「若い頃から仕事が忙しく，お昼は手が空いた時に急いで食べられるラーメンを食べることが多かった．そのせいか，お昼は今でも麺類になってしまう」というように，好んで食べているわけではなく，なんとなく続けてしまうような状態である．

(2) 折合段階の患者への対応

折合段階の患者は，不安との付き合い方は上手だが，習慣化した行動をうまく変えられず問題が生じてしまう．つまりある行動を変えたいということが患者の願いである．この「行動を変える」ことを得意とするのが，認知行動療法（Cognitive Behavior Therapy: CBT）である．CBTとは，考え方（認知）に介入する認知療法と，行動に介入する行動療法を合わせたもの，もしくは単独で用いたものの総称である．内山ら（2008）[7]は，アメリカ心理学会で十分に確立された治療法18種が選定されたものを掲載しているが，うつ病などの精神疾患に加え，頭痛，慢性疼痛などの痛みに対しての治療法としても効果があるとされている．

【CBT を用いた介入方法】

介入の流れとしては，①問題行動を具体的な問題行動まで落とす，②行動分析を行う，③介入しやすい部分から介入する，という流れで進んでいく．

①問題行動を具体的な問題行動まで落とす

まず，患者とともに，どの行動が問題なのかについて話し合う．透析患者の場合には「水分を摂る」，「食塩を摂りすぎる」というような発言がよく聞かれる．しかし，「水分」といってもさまざまな水分があるし，「食塩」もさまざまな食事に含まれる．したがってカウントすることが可能な行動になるまで，具体的にしていくことがポイントとなる．「水分を飲む」＝「緑茶を飲む」，「コーヒーを飲む」，「コーラを飲む」といったような形になるまでということである．

②行動分析を行う

行動分析は，なぜその行動が維持しているのかを明確にするために，行動の前

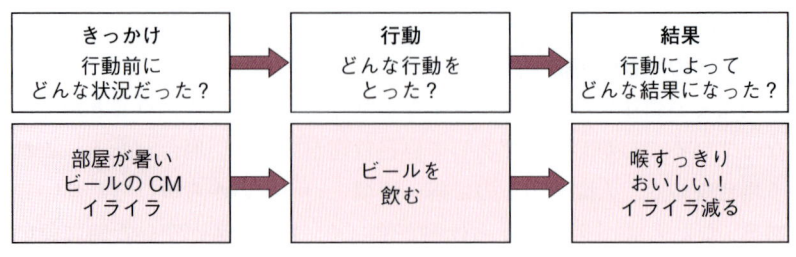

図8●行動分析とその例

後の流れをチェックし，分析する方法である．行動を図8のように「きっかけ」→「行動」→「結果」の3つの枠で捉えていく．たとえば，今回，「ビールを飲む」という行動が問題となっているとする．それを「行動」の部分にあてはめ，①その行動の直前に何が起こっていたか（きっかけ），②その直後に何が起こったか（結果），を整理していく．

③介入しやすい部分から介入する

「行動」を増やすには，「きっかけ」，もしくは「結果」を増やすか，「行動」を練習することが重要である．反対に，減らすには，「きっかけ」，もしくは「結果」を取り去るか，もしくは，「行動」の代わりの行動（代替行動）をみつけることになる．図8の場合，ビールを飲む「行動」を減らしたいので，「きっかけ」か「結果」を取り去るか，代替行動を考え実践してみることが必要となる．今回は，喉がすっきりする，おいしい，イライラが減るといった「結果」を取り去ることは難しく，「きっかけ」を取り去ることが現実的となる．

そうすると，部屋が暑い→部屋を涼しくする，イライラする→運動をしてイライラを発散してから帰宅する，といった方法が提案可能となる．

また，代替行動を考えることも可能である．この場合はビールを飲む「行動」の結果，すっきりしておいしくてイライラが減ればよいという分析となっている．アルコールを欲しているわけでないのであれば，代替行動として，「炭酸水」，「ノンアルコールビール」など，代わりの行動になりそうなものを試してみることもよいかもしれない．

● 受容段階へ到達した患者へ

受容段階に到達した患者は，「病気になって，家族をより大切に思うようになった」，「やりたいことがより明確になり，今それを楽しめています」という発言が

よく聞かれる．すなわち，疾患も不安ももちながら，自分の生きがい（価値）に向かって行動し，精神的に充実しているといえる．しかし，冒頭で述べたように，受容段階に到達してもまた，受容段階が下降してしまうこともないわけではない．定期検査などの機会を利用し，面談を行い，変化がないかというチェックを行うことも重要である．

症例

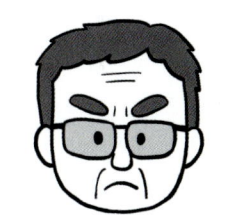

> **症例1　60代男性，CKD G5（PD 歴5年）**
> 〈合併疾患〉2型糖尿病，白内障
> 〈支援者〉不在，独居で親戚と疎遠
> 〈医学的問題点〉
> ・体液管理がやや甘い
> ・出口部感染を繰り返す
> 〈診療の様子〉
> ・聞かれたことに答える形が多く，自分からはあまりお話しされることはない．
> ・ある日の外来診察で，「自宅では何をして過ごしているのか」，「今後やりたいことはないか」などの生活面についての話を始めたところ，ご立腹され，診察室を退席．

【受容段階の評価】

　上記の様子から，受容段階は拒絶段階．したがって，図5の ACT の情報収集のポイントに従って情報収集をすることから始めた．すると，幼い頃，家族が多忙で家におらず，1人で過ごすことが多く，「自分は1人で生きていく人間なのだ」と幼い頃から思っていたことが明らかとなった（認知的フュージョン）．唯一，人と関われる学校では先生に怒られることが多く，あまりいい思い出がないとお話しされた．また，その考えが影響してか，1人で散歩に行ったり，1人で読書をしたりと，1人で過ごすことが多いことも明らかとなった（体験の回避）．また，今後やっていきたいこと，生きがいについては何もないとお話しされ，みつからない状態であった（「価値」が不明確）．

| 自分は1人で生きていく人間なんだ
↑
自己へのとらわれ

Cognitive fusion
認知的フュージョン | 人との関わり

特に人の感情に触れる行動

Experimental avoidance
体験の回避 | 特にない

Values
価値 |

図9●ACTに基づく情報収集

　まとめると，図9のようになり，人と関わることで不快な気持ちになることが多く，人と関わることを避けようとしていることが問題であることが明らかとなった．また，治療の場はまさに人と関わる場所であり，人との関わりを避けようとする限り，治療に関する指導は入らないと考えられた．

【介入】

　ここからは，ACTに基づき，「価値」を引き出す介入が必要となる．したがって，過去の話を再度聞く中で，どんなことで楽しい気持ちになったことがあるのかをたずねた．何度も面談を重ねる中で，若い頃，大勢の友達で集まって騒いだ時に，こういうのは楽しいものだなと感じたこと，そして，最近，家族が残した料理のレシピを見ながら料理をしており，何か生きた証を残すことはいいことだ，ということも感じた，と語った．すなわち，"人と関わりたい"，"生きた証を残したい"という「価値」が明確になった．

　その後，「価値」に向かって行動するために，どのように生きた証を残していくかということを話した．その中で自分の人生を文字にすることで生きた証を残したいという具体的目標が決まり，まずは，実家や小学校のまわりを散歩してみることから始めることとなった．

【介入後の行動の変化】

　診察室で誰とでもどんな話でもできるように変化した．また，友人とお茶をする日が出てくるといった行動の拡大もみられた．

【介入後の治療行動の変化】

　「今回は塩分多かったようなので，注意するように」と医師が伝えると，「わか

りました」と言い，次の回の食塩量が大幅に減少するなどのよい変化がみられた．それに従い，血圧も 100/60 mmHg まで低下．出口部もトラブルを起こすことがなくなった．介入から数年たった現在もデータは非常に安定しているようである．

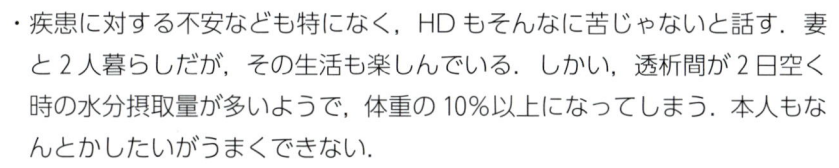

> **症例 2　60 代男性，CKD G5D（HD 歴 5 年）**
> 〈合併疾患〉糖尿病
> 〈支援者〉妻と同居，関係性良好
> 〈医学的問題点〉
> ・体液管理不良: HD 間体重増加 10%（2 日空き）
> 〈診療の様子〉
> ・疾患に対する不安なども特になく，HD もそんなに苦じゃないと話す．妻と 2 人暮らしだが，その生活も楽しんでいる．しかい，透析間が 2 日空く時の水分摂取量が多いようで，体重の 10%以上になってしまう．本人もなんとかしたいがうまくできない．

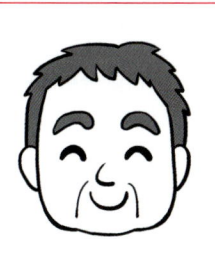

【受容段階の評価】

　上記の様子から，受容段階は折合段階．そのため，CBT に基づいて，①問題行動を具体的な問題行動まで落とす，②行動分析を行う，③介入しやすい部分から介入する，という流れで介入を行うこととした．

【介入】

　①問題行動を具体的な問題行動まで落とす

　水分量が多いために，体重増加が多くなることはわかっているのだが，なかなか減らすことが難しいと話した．そのため，水分として飲んでいるものは何があるかを具体的に挙げてもらった．そうすると，水・緑茶・炭酸ジュースの 3 種類であることが明らかになった．そして，その中でも特に炭酸ジュースは飲まなくてもいいのに飲んでしまうため減らしたいと話した．したがって，「炭酸ジュースを飲む」という行動を問題行動とした．

　②行動分析を行う

　まず，患者に炭酸ジュースを飲む前の状況について聞いた．すると，15 時のおやつの時間に 500 mL のペットボトルをそのままおやつと一緒に目の前に置く．その時は喉が渇いていることが多い．そして，おやつを食べ始める時に，一気に

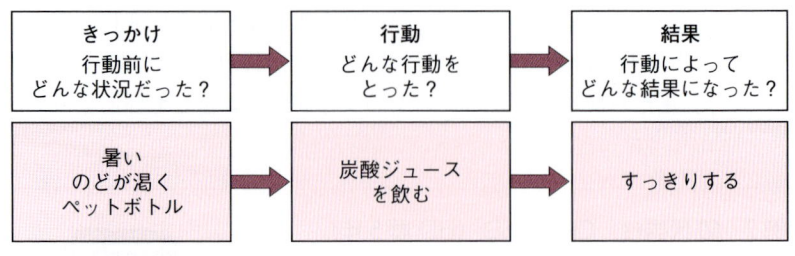

図10●行動分析の結果

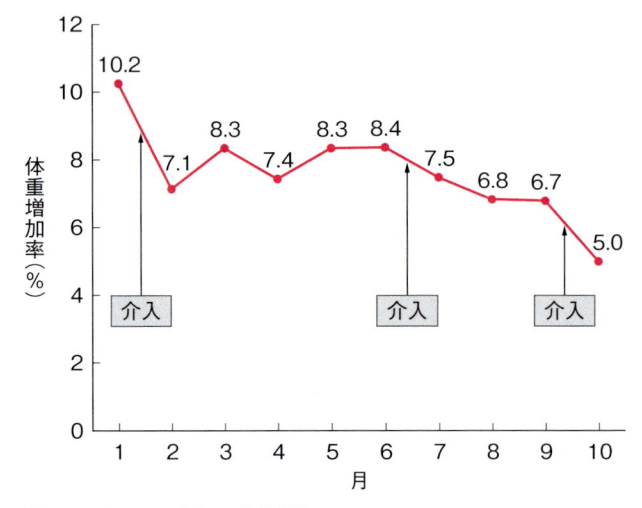

図11●CBT で介入した結果

そのペットボトルの炭酸ジュースを飲む，とお話しされた．また，炭酸ジュースを飲まなくても大丈夫な日について聞くと，あまり暑くない日で喉が渇いていなければ，飲まない日もあるということであった．

　そして，ジュースを飲んですぐ（60 秒後まで）の感覚や気持ちについて聞くと，「なんとなくすっきりする」とお話しされた．まとめると図 10 のようになる．

　③介入しやすい部分から介入する

　この分析に基づき，行動を減らしていく場合には，きっかけか結果の部分を取り去るか，現在の行動に代わる行動（代替行動）をしてもらうことのどちらかであるといわれている．

　今回の場合，現実的なのは，きっかけを取り去ることか，もしくはすっきりす

る結果を得られる炭酸ジュースを飲む行動に代わる行動を提案することとなる.

きっかけを取り去る介入として,

- おやつの時間の前は部屋を涼しくしてもらうこと
- 水などで少し喉を潤しておくこと

の2点をお願いした. また, 炭酸ジュースを飲む行動の代わりの行動として「少し散歩をする」,「風呂に入る」といったような行動を挙げ, 一緒に検討したが, 飲み物を飲んだ時のようにすっきりするものはないということで, 今回は上に挙げた「きっかけ」を取り去るという介入での変化をみていくこととした.

その結果, 図11のように, 介入前は体重増加率10%以上だったが, 少しずつ低下し, 最終的には5%まで低下した.

文献
1) Cohn N. Understanding the processs of adjustment to disability. J Rehabil. 1961; 27: 16-8.
2) Martell CR, Addis ME, Jacobson NS. Depression in context: Strategies for guided action. New York: Norton & Co; 2001.
3) マイケル・E・アディス, クリストファー・R・マーテル (大野　裕, 岡本泰昌, 訳). うつを克服するための行動活性化練習帳―認知行動療法の新しい技法. 1版. 大阪: 創元社; 2012. p.46-7.
4) Wegner DM, Schnneider DJ, Carter SR, et al. Paradoxical effects of thought suppression. J Pers Soc Psychol. 1987; 53: 5-13.
5) Hayes SC, Strosahl KD, Wilson KG. Acceptance and Commitment Therapy: The Process and Practice of Mindful Change. New York: The Guilford Press; 2011.
6) ラス・ハリス (武藤　崇, 監訳). よくわかるACT (アクセプタンス＆コミットメント・セラピー) 明日から使えるACT入門. 1版. 東京: 星和書店; 2012. p.7, 20, 128.
7) 内山喜久雄, 坂野雄二. 認知行動療法の技法と臨床. 東京: 日本評論社; 2008.

（藤本志乃, 武藤　崇）

2 心理面

②疾患受容が進まない背景を探る―自己語りという観点から

はじめに―自分を大切にできない子どもたち

　筆者は，児童養護施設[*1]（以下施設と略）や小学校で，ボランティアとして子どもたちと直接関わりながら，虐待，低い学習意欲，他者への暴言・暴力などの生きづらさを抱えている子どもたちの事例研究を行っている．筆者が小学校で出会った子どもたちの中には，両手の爪が1cm近くまで伸びて汚れている子どももいれば，真冬でも汚れた薄い長そでTシャツ1枚で過ごしている子どももいる．朝食が準備されておらず，夕食も毎晩ファミリーレストランで済ませる子どももいれば，単親家庭で親の帰宅が遅く，夕食は毎晩ひとりでレトルト食品を電子レンジで温めて食べている子どももいる．こうした子どもたちは，教師やクラスメートから温かい気持ちや言葉を向けられても信じることができず，暴言や暴力で応じてしまったりする．時には，他者とふと目が合っただけで睨まれたと感じ，泣きながら殴りかかっていくことさえある．彼らの背景に何があり，彼らの孤独や不安をどうしたら少しでも和らげられるのかを考えることが，筆者の研究テーマである[*2]．

　医療従事者の話を聴く限り，慢性疾患を受容できない患者の中には，上述のような家庭環境で育ち，おとなになってからも，良好な他者関係を営んだり，自分自身を大切にしたりすることが難しいひとが少なくないように思われる．そこで本稿では，筆者が出会ってきた子どもたちのエピソードを手がかりに，疾患受容が進まない患者の背景に迫りたい．

[*1]児童養護施設とは，虐待などの理由から家族と暮らせない1歳から20歳の子どもたちを養育することを目的とした，児童福祉法に定められた児童福祉施設である．
[*2]こうした研究成果として，児童福祉施設で暮らす子どもたちの事例研究（中田編，2011[1]）と生きづらい幼児からおとなの事例研究（大塚，遠藤編，2014[2]）を書籍化した．

受容「しない」のではなく受容「できない」

　疾患受容が進まない患者を前にして，「一度しかない自分の人生なのだから，自己管理をきちんとして，できるだけ長く元気で過ごせるように心がければいいのに」，という思いを抱く医療従事者も多いだろう．しかし彼らは，疾患を受容「しない」のではなく，受容「できない」のではないだろうか．その背景には，自分が大切にされるに足る存在だと思えない，という彼らの絶望があるのではないか．このことについて，筆者が施設で出会った洸太君（仮名，8歳）の，誕生日会にまつわるエピソードを手がかりに考えてみたい．

　洸太君は施設で暮らすようになる5歳まで，父親とともにカプセルホテルやサウナを転々とする生活を送っており，食事は3食摂る，清潔な衣服を着る，毎日入浴する，といった基本的な生活習慣が身についていなかった．施設で暮らし始めてからも，壁を素手で殴るといった自傷行為や，周囲のおとなや子どもへのとても激しい暴言や暴力が，何年も続くことになる．

　そうした洸太君でも，自分の誕生日会を心待ちにしているようだった[*3]．しかし，だからこそ洸太君は，「自分の誕生日をみんなが祝ってくれないのではないか」という不安に襲われ，3階から飛び降りようとする自殺未遂事件を起こすなど，落ち着かない日々を送っていた．洸太君が夕食時まで待ちきれずに暴れてしまうことが予想されたため，彼の誕生日会は，特例的に昼食時に開催されることになった．こうした洸太君のありようについて，施設のケアワーカーは，「破滅的な思考」と名付け，次のように述べていた．「洸太は，お誕生日会も，自分が悪い子だからちゃんと開かれないんじゃないか，と不安になってるみたい．ちゃんと開かれないなら，もっともっと悪いことをして，最初からなくしてしまえばいい，って思っちゃうみたいなんだよね．（中略）みんながお祝いしてくれないんじゃないか，って心配になっちゃうんだね．そして，その不安に耐えきれなくて，メチャメチャにしてしまおう，って」，と（大塚，2009[3]）．洸太君は，誕生日会を楽しみに期待しているからこそ，その期待が裏切られるのが怖くて，不安で，その不安に耐えきれずに自分から壊してしまおうとする．洸太君のこうした「破滅的な」姿からは，他者から大切にされた経験の蓄積がなければ，私たちは自分を大切にできな

[*3]誕生日会では，自分の好きな献立とケーキの夕食が供され，みんなから祝福され，プレゼントがもらえるため，施設で暮らす子どもたちはみな，とても楽しみにしていた．

いし，他者からの愛情を素直に期待したり，実際に受け取ったりできない，ということが浮き彫りになる[*4].

　疾患受容の進まない患者も，洸太君と同じではないだろうか．何十年もの人生の中で，自分自身や他者に期待したいと思い続けながら，他者に裏切られたり，自分で自分を裏切らざるをえなかったりすると，いつしか期待すること自体が怖くなってしまう．期待が裏切られるくらいなら，最初から自分にも他者にも期待しないほうがましだ，という諦念に囚われているひともいるだろう．洸太君のように，他者に裏切られたくないから自分で自分の期待を裏切る行為に及ぶような，「破滅的な思考」のひともいるだろう．医療従事者や家族が，自分が疾患と向き合うことを温かく見守ってくれていると思いたい気持ちがある一方で，彼らはもううんざりしているのではないか，自分を見捨ててしまうのではないか，と不安になる．疾患と向き合ってよりよい人生を生きたいと思う気持ちがある一方で，自分にはそんなことはできないのではないか，と不安になる．その結果，医療従事者や家族に暴言をはいたり，自己管理を怠ったり，治療を勝手に中断したりしてしまう．そうやって自分で自分を裏切っておきながら，「やっぱりこうなるよね」とどこか安心してもいる．しかし，こうした諦念や破滅的な思考の根底には，自分自身や他者に対する期待が潜んでいる．期待しているからこそ，裏切られたくない．裏切られたくないから，自分自身や他者を信じることができない．彼らは，自分の疾患を自分の意志で受容「しない」のではなく，まだ受容「できない」段階にあるのだ．

語ることでしか自己は変化しない

　疾患を受容「できない」患者に対して，医療従事者には何ができるのだろうか．筆者は，患者に自分を語る機会を与え，その語りを聞き届けることだと考える．このことについて，医療社会学者野口裕二の思索を手がかりに考察したい．

　野口によれば，「自己は物語の形式で存在する」ため，「自己を語ることは自己物語を改訂し更新していくこと」（野口，2002[5]p. 38）になる．たとえば，「子育てや親の介護を必死に頑張って，気付いたら透析が必要になってしまった．家族も

[*4]自分で自分を大切にできることを支えているのが，実は他者から大切にされた経験であることの詳細については，遠藤野ゆり，大塚　類[4]第10章を参照のこと．

協力してくれないし, 先生や看護師さんは注意するばかりでわかってくれないし, 私は何も報われない」, と感じている患者がいるとしよう. 患者がこうした恨みを自分の中にため込んだまま語らなかった場合. 語らなければ自己 (物語) は更新されないまま固着してしまう. そのため, 患者は, 「わかってくれない医療関係者」を信頼することができず, 「協力してくれない家族」から大切にされていると感じることも, 「報われない自分」を大切に思うこともできないだろう. 他方, 患者がこうした恨みを, 医療従事者や家族に向けて嘆いている場合. 医療従事者は, 自分の自己管理の不充分さを棚に上げて恨みを語る患者に閉口するかもしれないし, 家族は患者の不平不満に付き合って疲れ果ててしまうかもしれない. 周囲の人々のこうした思いを敏感に察知し, 患者は, 「協力してくれない家族」, 「わかってくれない医療従事者」, 「報われない自分」という物語をさらに強固にしてしまう. この場合でも, 患者は, 「やっぱりいつだって誰にもわかってもらえない」という形で, 自分が周囲の人々に大切にされていると感じることも, 「報われ続けない自分」を自分で大切に思うことも, できないだろう.

しかし, こうしたネガティヴな形であっても自己語りが続いているあいだは, 患者の自己 (物語) は変化の可能性に開かれ続けている. こうした自己語りによって自己 (物語) が更新されるためには, 「語りをたしかに聞き届けてくれるひと」 (野口[5]p. 43) と語れる場の存在が不可欠である. 患者にとって, そうした存在が医療従事者であり, 診察室であり, 透析室だと言える. 確かに, 診察や治療の合間に, 患者一人ひとりの語りを聴くことは, 時間的な制約から無理なのかもしれない. また, 前項で見たように, 疾患受容の進まない患者の多くは, 他者や自分自身に対する諦念や破滅的思考に囚われているため, 自分について語ることを拒絶するかもしれない. 自分について語ってもらおうとすればするほど, 警戒して, 心をかたくなに閉ざしてしまうかもしれない. しかし, 医療従事者が患者をよりいっそう理解するためにも, 患者が自己 (物語) を更新するためにも, 患者に自己について語ってもらう必要がある. 患者の語りが, ネガティヴなものに終始していたり, 自己管理していないのにしていると言うなど, 客観的な事実とは異なっていたりすることもあるだろう. そういう類の語りであるとしても, 語りが成立することに大きな意味がある. というのは, 語りが成立しさえすれば, 医療従事者がその語りに新たな観点や示唆を与え, 患者の自己 (物語) の更新を促すことができるからである. たとえば, 上述のように嘆く患者に対して, 「でもご家族はいつも通院に付き添ってくださってますよね」や, 「記録を頑張っているから, 数

値がよくなっていますよ」などと医療従事者は声をかけることができる．それに対する患者の応答が芳しくなくても，患者の物語はすでに動き出している．物語が動き出せば，「家族は私の闘病を応援してくれているし，先生や看護師さんも見守ってくれているし，自己管理さえきちんとすれば，人生これからが楽しい」，というポジティヴな物語を新たに紡ぐことも可能になるのだ．

おわりに―「問わず語り」を引き出すために

　ここまで見てきたように，疾患受容が進まない背景を理解し，患者の変化を促すためには，患者に自己について語ってもらう必要がある．しかし，疾患受容が進まない患者であればあるほど，自己について語ってもらうのが非常に困難であることが予想される．では，医療従事者はどうしたらいいのだろうか．

　前々項で述べたように，疾患受容の進まない患者であっても，通院し続けている限りは，自分自身や医療従事者に淡い期待を抱いているはずである．だからこそ，医療従事者にできることは，その淡い期待に応え続けること，つまり，どんなことがあっても患者との関係を継続することであり，「私たちはあなたをケアしたいのだ」と直接的にも間接的にも伝え続けることではないだろうか．

　野口は，「ケアを『関係』として考えること」（野口[5] p. 196）の重要性を指摘している．疾患受容の進まない患者の場合には，記録をきちんとつけてこなかったり，自己管理していないのにしていると言ったり，治療を自己判断で中止したり，暴言をはいたりと，医療従事者との良好な関係を崩すような行為ばかりするかもしれない．しかし，上述したように，そうした行為をしながら，同時に，「見捨てられてしまうのではないか」と不安に慄いているのが彼らなのである．人間関係は本来双方向的であるが，疾患受容の進まない患者との関係においては，彼らがどんな行為に及んでも，医療従事者が関係の継続に努めることで，彼らの不安を和らげる必要がある．こうして関係を継続させることと並行して，「私たちはあなたをケアしたいのだ」と伝え続けることも大切である．具体的には，患者が治療に来た際に笑顔で迎えたり，彼らが前に話していたことを覚えておいて次回話題にしたりといった，すでに医療現場で日常的に行われているだろう些細なやりとりがこれにあたる．そうした些細なやりとりを積み重ねる中で，患者は，医療従事者を少しずつ信頼していくのではないだろうか．

　疾患受容の進まない患者は，上述したように，他者から向けられる愛情を素直

に受け取れないことに加えて，他者からの働きかけの多くを自分に対する攻撃だと感じてしまいがちである．したがって，時間や場所を設定して自己語りを促しても，彼らは，警戒して何も語らず，さらに心を閉ざしてしまうおそれさえある．だからこそ，関係を継続させつつ日常の些細なやりとりを積み重ねることにより，患者が，「問わず語り」に自分のことを語りだすのを，辛抱強く待つ必要がある[*5]．「問わず語り」が始まる時期は，ひとによってさまざまだろうし，「問わず語り」が始まる場所も，診察中だったり，治療中だったり，帰りがけだったりするだろう．「問わず語り」の相手も，医師だったり，看護師だったり，心理士だったりするだろう．しかしいずれにせよ，患者の中で自己語りをする機が熟したからこそ，「問わず語り」が始まるのである．「問わず語り」の内容は，治療の苦しさであったり，家族や医療従事者に対する不満であったり，慢性疾患になるに至った経緯であったり，自分の生い立ちであったりするだろう．医療従事者はその機を見逃さず，患者のさまざまな語りを聞き届け，彼らの自己（物語）の更新を促していかなければならない．前項で見たように，長期間にわたって固着してきた自己（物語）の更新は容易ではない．しかし，慢性疾患患者は，何十年という長期的なスパンで自らの疾患と向き合い続け，医療従事者も二人三脚で彼らを支え続ける．こうした長期的な関係を営んでいるからこそ，医療従事者は，患者が自己語りをする機が熟すまで，長期的な視野で彼らを見守り続けることができる．と同時に，患者の自己物語の更新を促しつつ，物語の聴き手として，患者の物語のポジティヴな紡ぎ直しを支え続けることができるのではないだろうか．

文献　1) 中田基昭, 編, 大塚　類, 遠藤野ゆり. 家族と暮らせない子どもたち—児童福祉施設からの再出発. 1 版. 東京: 新曜社; 2011. p. 218.
　　　　2) 大塚　類, 遠藤野ゆり, 編. エピソード教育臨床—生きづらさを描く質的研究. 1 版. 大阪: 創元社; 2014. p. 188.
　　　　3) 大塚　類. 施設で暮らす子どもたちの成長—他者と共に生きることへの現象学的まなざし. 1 版. 東京: 東京大学出版会; 2009. p. 303.
　　　　4) 遠藤野ゆり, 大塚　類. あたりまえを疑え！—臨床教育学入門. 1 版. 東京: 新曜社; 2014. p. 182.
　　　　5) 野口裕二. 物語としてのケア—ナラティヴ・アプローチの世界へ. 1 版. 東京: 医学書院; 2002. p. 212.

（大塚　類）

[*5]筆者は，施設や小学校の子どもたちとの関わりのなかで，彼らが「問わず語り」に語りだす言葉の中に彼らを理解する重要なヒントが隠されていた場面に，何度となく出会ってきた．ここから，何かを意図的に聞き出そうとするよりも，相手が「問わず語り」に語ってくれるような関係を作ることの方が重要であることを学んだ．

3 患者指導のポイント

何のために，誰に，何を伝えるか？

透析に限らず，大人に対して何かを教える，伝える時には「何のために，誰に，何を伝えるか」が大切である．

たとえば，日々の PD バッグ交換のみ自分で行い，出口部ケアや排液混濁などは同居する家族がしっかりとサポートしてくれる高齢の患者と，すべてを自分で管理している壮年期の患者とでは，目標も伝えることも，伝える相手も変わってくる．

誰に教えるか？

誰に教えるか，は患者と家族の能力と希望に沿って PD に関連した管理を誰がどれくらい行うのかという方針をまず決め，そのために誰に何を伝えるのかを整理する必要がある．

普段はすべての手技が自立するだろうと予想される患者であっても，体調が悪い時には同居する家族に頼ることがあるかもしれない．また，排液混濁や腹膜炎の症状とその対応は同居する家族にもわかってもらっておいた方がよいかもしれない．塩分やリンの制限などは調理者にも説明する必要がある．また，APD 回路の組み立てや，出口部ケア，シャワー浴などを訪問看護師に依頼する場合は，訪問看護師に伝えることも必要である．

一方，家族に教える時には注意が必要なこともある．高齢の患者の場合，出口部ケアやバッグ交換などの介助を同居する家族（子どもや配偶者，嫁）に期待することがあるが，出口部感染を起こしたり接合不良から腹膜炎を起こした時に，介助者が責任を感じる可能性がある．場合によっては別居する家族から介助者の手技が不十分だと責められるかもしれない．このような可能性も十分に考え，家族関係をよくみて家族に介助してもらう手技を選択する必要がある．場合によっては，訪問看護などプロに依頼する方が長期的に本人や家族にとってよい結果に

なることもある. 介助する家族の精神的負担になっていないか, といったことは, 教育の時だけではなく腹膜炎などのトラブル時に原因探索を行う際にも十分考慮する必要がある.

患者教育をする人は？

ISPD のガイドライン[1)]では「可能な限り看護師が患者教育をするべき（opinion based)」と勧めている. 誰がよいのかといった研究はされておらず, 少なくとも看護師にはその素質があることが述べられている. 認定看護師や PD に関する患者指導のトレーニングを受けたスペシャリストのみが指導を行う方法は, 養成がしやすく質の高い教育を行える可能性がある. その反面, 患者はそのスペシャリストがいる時にしかトレーニングを受けられないことになる. 一方, 病棟や外来の看護師のほとんどが指導を行うようなシステムにすると, 患者は入院生活の中で随時, 透析や病気の管理について学ぶことができるようになる. ただ, 数名のスペシャリストが行う時に比べ指導の質が落ちる可能性は十分にある. それぞれのよさを考慮しながら, 施設の状況や患者の状況にも応じて誰が教えるかを考える必要がある.

たとえば, 導入時の手技や腹膜炎の症状など一般的なことは全スタッフが教えられるようにし, 災害時の対応や, 出張時の透析など特殊な内容はスペシャリストのみが行うなど, 内容によって分ける方法もあるだろうし, 比較的長期間トレーニングする高齢者は全スタッフが, 1週間以内の短期入院の患者はスペシャリストが行うなど患者の特性によって分ける方法もあるだろう. 全スタッフで取り組む場合には, 詳細なマニュアル, 教材を作成することで一定の質を保つことが可能になる. 手技の説明であれば一部は各 PD メーカーが作成しているビデオ教材を利用することも可能であるし, トラブル対応の確認テストを作成しておくことや, 効果的な指導のセリフを書いておく方法もある.

患者教育のポイント

ISPD のガイドラインや成人学習の理論から, 下記のことは知っておく必要がある.

● 学習内容は1時間に3，4個のメッセージを超えない

新しい内容が，3，4個のメッセージになるように1回の学習プログラムを組むようにするとよい．そして，何を学ぶのかがわかりやすいように「今日は排液の混濁がみつけられ，その対応が言えるようになることが目標です」など具体的な目標を伝えることが効果的である．

● 長期記憶に定着させるためには一定の時間が必要

特に短期入院の場合は，外来でも繰り返し手技の指導を行うなど，長期記憶に定着させる工夫が必要である．

● 繰り返されないことは忘れる

2年間腹膜炎を起こさないとその症状は忘れてしまうと考えた方がよい．安定している患者ほど定期的に腹膜炎などのトラブル時の対応や症状を伝え，長期記憶として定着されるように工夫したい．

● 短期記憶は7±2個くらいしか入らない

短期入院などで，1日ですべての説明を終わらせようとしても，その多くは短期記憶としても残らず結果的に長期記憶にも移行していかないと言われている．PD導入時の入院期間が短期になる場合でも，その前後の外来を利用したり，ビデオ教材や説明パンフレットを持ち帰ってもらい時間をかけて覚えてもらう工夫が必要である．

● 理解することと実践できることは違う

腹膜炎の症状を尋ねると「排液混濁，腹痛…」と答えられるけれど，実際に排液が混濁しているのを見ても「腹膜炎かもしれない」と考え付かないこともある．後述するが，言語的な知識だけでなく，その知識を活用できるようなトレーニングも必要である．

● 必ずテストや確認の質問をすること

伝えたことが意図通りに理解されているか，知識の記憶だけにとどまらず理解ができているかを確認し，次の学習へ移ってよいかの評価をすることが必要である．「腹膜炎の症状を3つ言ってください」（知識の記憶）や混濁した排液を提示

して「この排液は正常ですか？」,「このような排液が出てきたらどうしますか？」(知識の活用) などの質問をして理解を確かめる.

何を教えるか？—指導する技能の種類

「塩分制限を行う」という項目を考えた時に,食品中の塩分含有量を計算できる,食事の調達ができる, 自分の摂取塩分量を知っている, 塩分を制限しようと思う,梅干しを1個で我慢できる…などいろいろなタイプの技能が必要とされる. 塩分制限が行えるように指導しようとすると, 1日5gという知識を覚えることや,Na表示量から含有塩分量を計算する能力があること, 好物の梅干しを食べすぎない精神力などさまざまな種類の能力が必要になる. また, これらの能力を指導する際には異なった方法が必要になることもわかる.

技能の種類としては, ブルーム (Benjamin Bloom) の3領域 (表1) や, ガニェ (Robert M. Gagné) の5分類 (表2) などが有名である. ガニェはブルームの3領域のうち「認知的領域」をさらに, 単純な記憶の「言語情報」, ルールや原理の適応の「知的技能」, 効果的な学習の戦略のような「認知的方略」の3つに分け, 合計5分類とした.

表1●ブルームの3領域と例 (R. M. ガニェ, 他. インストラクションデザインの原理. 京都: 北大路書房; 2007[2) を元に, 例は著者が作成)

1. 認知的領域 (cognitive domain)	例) 1日塩分量は5gである, と知っている
2. 情意的領域 (affective domain)	例) 梅干しを我慢する
3. 精神運動的領域 (psychomotor domain)	例) PDバッグ交換の手技ができる

表2●ガニェの5分類と例 (R. M. ガニェ, 他. インストラクションデザインの原理. 京都: 北大路書房; 2007[2) を元に, 例は著者が作成)

1. 言語情報 (verbal information)	例) 1日塩分量は5gである, と知っている
2. 知的技能 (intellectual skills)	例) Na表示量から含有塩分量を計算できる
3. 認知的方略 (cognitive strategies)	例) 新しいことを覚える時には, 自分なりにイラストでノートにまとめながら覚える方法をとる
4. 態度 (attitude)	例) 梅干しを我慢する
5. 運動技能 (motor skills)	例) PDバッグ交換の手技ができる

　本稿では，ブルームにならって CKD・PD の管理に必要な各技能を下記の 3 つに分類し，それぞれの指導のポイントを説明する．というのは，シンプルにした方が指導するスタッフが覚えて使いやすいことと，疾病の管理（例: Na 表示から塩分量がわかる）を行う上では言語情報（例: Na 1 mg は塩分 2.5 mg である）だけや知的技能（例: 複数桁の掛け算ができる）だけで済むことがあまりないため，まとめて扱うことにする．ただし名称はなじみやすいようにガニェの名称を用いる．

1．運動技能: PD バッグ交換の手技，透析カテーテルの固定方法など体で覚える技能
2．認知技能: 測定した血圧値が高いか低いか判断できることや腹膜炎の症状として排液混濁，腹痛などをあげるなど，知識を覚え使えること
3．態度: 大好物でも梅干しは 1 つだけにする，ちょっと疲れて眠くても PD のバッグ交換をきちんと行う，など

● 運動技能の効果的な指導

　運動技能には，血圧測定の仕方や，PD バッグ交換の手技，透析カテーテルの固定方法，便秘解消のマッサージ…などが入る．

　①スモールステップに分解する

　PD のバッグ交換手技であれば，必要物品の準備，腹部のチューブとの接続，排液操作，プライミング，注液操作などのもう少し簡単な動作（スモールステップ）が基礎としてあり，それらが合わさってより複雑な注排液という動作が形成されている．さらに，これらの動作の順番というのも大切である．そこで，指導を行う時は「まず何をして，次に何をするべきか」という行動手順を確認し，切り分けて練習できるスモールステップに分解する．そして各ステップを十分にマスターできたところで，組み合わせてできるようにトレーニングしていく．患者の習得度によっては，さらに細かくクランプの開け閉め，ツインバッグの開通といったステップにも分解した方がよい場合もある．学習者の混乱を避けるために，適切な大きさのステップに分解すること，同じ行動手順で説明を続けることが大切である．透析バッグの交換などは既存の手順書をもとに，学習者に合わせてどこまでを 1 ステップとするかを決める．

　②ISPD ガイドラインから

　PD バッグ交換手技の習得については ISPD からガイドライン（図 1）が出てい

教える段階

Step 1	トレーナーは静かにデモンストレーションをする
Step 2	トレーナーは各ステップについて詳細な説明を加えながらデモンストレーションを行う
Step 3	トレーナーはキーワードだけを述べながらデモンストレーションを行う

学習する段階

Step 1	学習者は各ステップの手順を読みあげ，それに合わせてトレーナーがデモを行う
Step 2	学習者は各ステップの手順を読みあげられるようになるまでは実技練習は行わない
Step 3	学習者は模擬カテーテル（エプロンなど）を使って各ステップを述べながら手技を行う
Step 4	自分のカテーテルで練習する

図1●ISPD ガイドライン（Bernardini J, et al. Perit Dial Int. 2006; 26: 625-32[1]）を著者が和訳）

るので参考になる．指導するトレーナーが十分な時間を確保できない時には，「教える段階」の各ステップはビデオ映像を見ながら行ってもらうことも可能である．

　教える段階のステップをふむことで，手技のイメージが学習者の中にできあがり，次の「学習する段階」が進みやすくなる．また安心して練習をするためにも，確実な手技を身に付けるまでは実カテーテルではなく模擬的なカテーテルを使用することも勧められている．正しい手技を習得している時には，誤った手技やそのイメージが入りこまないようにすることが効果的といわれている．なので，間違えたらその瞬間に「それは違います．もう一度やりましょう」と止め，間違えた箇所を行う時には手を添え正しい手技になるようにガイドする．また，手技の練習をしている時には，よくない例を説明したり実演はしないことが大切である．また，運動技能の習得に集中するために，知的技能に関連する「なぜ」といったことはここでは取り扱わない方がよい．学習者から「なぜ…」と聞かれた時には「理由は後ほど説明いたします．今はこの手順を習得することに集中していただきたいので」と答えるとよい．

● 認知技能の効果的な指導

　認知技能は，単に覚えることと，覚えた知識やルールを活用することの2種類の技能が入る．たとえば，1日の塩分摂取量やNa表示から塩分量に換算する式，腹膜炎の症状を5つ言える，などは単に覚えることである．コンビニでおにぎりを買った時そのおにぎりのNa量から自分の塩分制限として適切かどうかを判断

したり，排液が混濁していた時にそれを見て腹痛は？，と他の腹膜炎の症状の有無を確認できることは，覚えた知識やルールの活用にあたる．

①どのような学習スタイルを用いるかを決める

人にはそれぞれ，得意な学習スタイルがあるといわれている．たとえば，塩分制限を行うのにその理由もしっかりと理解したいタイプと，食べない方がよいものと食べても大丈夫なものを知るだけでよいタイプなどである．これらの学習スタイルには優劣がなく，患者・家族の得意とする学習スタイルを評価し，それに沿って学習計画を立てることがISPDのガイドライン[3]でも勧められている．塩分制限をするのに，どの食品に気をつければよいかを知るだけでできるタイプの人には，塩分制限が必要なエビデンスの説明は余計な情報かもしれない．一方，理由を知らないと実行できないタイプの人には，「これとこれは食べないでください」という説明だけでは不十分だろう．

②教える順序を組みたてる

認知技能のインストラクションは，達成したい学習目標に対してどのような下位の技能が必要かをピラミッド上に書き出し，教える順序をつけることが必要になる．「排液混濁時の対処ができる」という最終目標に対しては，まず排液したら必ず混濁確認シートでチェックするといった確認手順を覚え，次に排液を見て混濁しているか否かの判断ができることと，排液混濁時の行動を覚えていること．それらができた上で，混濁時には対処行動を実行するという順序になる．

高齢の学習者の場合，排液混濁など通常ではない出来事への対処を覚えることは難しい場合も多い．その場合には，混濁チェックシートに「この文字が見えなければ，○○へ電話する」などの行動を書いておくことも有効である．

③具体的に伝える

トラブル時の対処行動は，できるだけ具体的かつ詳細に伝えておく必要がある．無菌接合装置を使っている患者に「接合不良を起こし，チューブから透析液が出てくることがあります．そうしたらすぐに病院に電話してください」と伝えていたところ，接合部を軽く指でつまんで注液をされている場面に出会ったことがある．その指の位置に不自然さを感じ理由を尋ねると「透析液が出てきたらだめなんでしょ？　ちょっと飛び出してきたから出てこないように塞いでいるんです」と笑顔で話されたことがある．医療者の常識は患者の常識ではないことを痛感した体験だった．具体的な場面を提示して「こんな時どうしますか？」など多方向から理解されている内容を確認することが必要である．

また，「すぐに病院に電話してください」という表現もつい使ってしまうが，あまり適切ではない．「排液をしたら濁っている．少しお腹が痛い感じ」との電話を朝一番で受けたことがある．医療者は腹膜炎の初期症状だと感じたので「排液を持って今すぐに病院に来てください」と伝えたのだが，本人は「すぐに」を「今日中に」くらいに受け取ったようでシャワーを浴びて身だしなみをしっかりと整えてから出ようとゆっくりと準備をされていた．結局，午後になってから腹痛がひどくなり救急車で搬送されてきたことがあった．それ以外にも，金曜の夜に出口部の発赤と排膿に気が付いたが土日は通常の外来は休みだからと月曜の朝一番まで待たれていた方もいた．

真夜中でも救急外来に来た方がよい「すぐに」なのか，朝までは待っても大丈夫だが，月曜までは待たない方がよい程度の「すぐに」なのか，救急外来に来るまでではないが次回の定期外来までは待たずに連絡がほしい程度なのか，トラブル時の対応の時には急ぎ度合はできるだけ具体的に伝えるようにしたい．

また「病院に電話して」も規模の大きな病院では連絡先がいくつもあり，適切な担当者になかなかつながらないこともある．「平日の○時から○時は○○外来に」「夜間は○○に電話して○○科の当直医師に」など必ず対応できるような具体的な行動を伝える必要がある．

● 態度の効果的な指導

食事制限を守ろうとするといった態度には，これとこれを達成できれば態度も変わる，といったような完璧な方法論が確立されていない．健康信念モデルや，自己効力感，Prochaska と DiClemente の変化のステージモデルなどが有用なこともあるし，4章2.心理面の項なども参考にしてほしい．一方，塩分制限などの好ましい態度をとれるようになるためには，塩分量の計算や塩分制限の理由を知っているなどの知的技能が関係してくることも多い．しかし，行動をとろうと思っているけれどなかなか踏み切れていない人には，踏み切れない障害を同定して取り除いていく作業を一緒に行うことが有効なことも多い．一人暮らしで長年コンビニで買って食事を済ませてしまっていたという方に，遠方のスーパーで食材を買っての自炊を勧めてもあまり成功はしない．それよりはよく使うコンビニの商品一覧を見ながら，できるだけ塩分が少なくなるような買い物の組み合わせを一緒に考える方がよほど成功するだろう．毎朝の血圧測定をついつい忘れてしまう方には血圧測定の重要性を知識として知ってもらうことも大事だが，手を入

れてボタンを押すだけで計測できる血圧計を食卓の上に常時セットしておくといった，測定しやすい環境を一緒に考え実行してみる方が効果的な場合も少なくない．対象となる方の具体的な行動を聞き，どの行動なら変えていけるか個別に考えることを勧めたい．

患者教育プログラムの作り方と評価

　こういった患者教育のプログラムを作ろうとする時に，完璧なプログラムを作成しようと思わないようにといわれている．インストラクショナルデザインという考え方では，プログラムの開発に長い時間をかけられない場合にはまず実施できるものを作り，それを使いながら改善していくという「ラピッド・プロトタイピング」という方法も提唱されている．他の施設のプログラムを真似するところから始め，使いながら自施設のスタッフや患者に合ったものに改善していけばよい．ISPD からも 2016 年に教育用シラバスが公開されている[3]．さらに前提として，「インストラクションの方法はつねに改善される」といわれており，評価を通してつねに改善の可能性を考える必要がある．さらに詳細な方法論については文献 2)4)を参照してほしい．PD 患者教育のプログラムの評価としては，① 患者個別には手技や問題解決能力，② 施設としては腹膜炎やカテーテル感染率，入院・死亡，PD 離脱の発生を定期的に確認し評価することが ISPD ガイドラインでも勧められている．

文献　1) Bernardini J, Price V, Figueiredo A; International Society for Peritoneal Dialysis (ISPD) Nursing Liaison Committee. Peritoneal dialysis patient training, 2006. Perit Dial Int. 2006; 26: 625-32.
2) R. M. ガニェ，W. W. ウェイジャー，K. C. ゴラス，他（鈴木克明，岩崎　信，監訳）．インストラクショナルデザインの原理．京都: 北大路書房; 2007.
3) Figueiredo A, Bernardini J, Bowes E, et al. A syllabus for teaching peritoneal dialysis to patients and caregivers. Perit Dial Int. 2016; 36: 592-605.
4) 鈴木克明．教材設計マニュアル─独学を支援するために．京都: 北大路書房; 2002.

（齋藤　凡）

4 減塩指導のポイント

食塩管理とは

　PD患者における食塩管理の重要性は非常に大きい．厳格な食塩管理を行うことで体液過剰を是正し，高血圧，心血管障害などの合併症を防ぎ，長期にわたり安全なPDを可能にする．

　それだけではなく，食事管理の技術を身につけることは，患者が主体的に自身の身体および生活と向き合い，人生を豊かにするプロセスでもある．食事療法は決して悲しいことではなく，能動的に食事を選び，豊かに食べ，人生そのものを充実させることである．

　図1は食塩摂取量3g/日未満が達成できている患者の食事である．

　調味料からの食塩摂取量は0〜1g/日に抑えられており，体液管理は非常に良好である．この患者は，PDを開始する以前にはファーストフード店に勤務するほど味が濃いジャンクフードが好物であった．しかし現在は，「素材そのものの味が楽しめるので，調味料を使わなくても十分美味しい．ハムや，塩をふったポテトなんて，塩辛くて，今では食べたいとも思いません」と笑顔で話す．食塩管理にストレスは感じておらず，むしろ楽しんでいることに驚かされた．

　減塩の食事を約6週間継続することにより，食塩嗜好が徐々に変わっていくという報告もある．

　このように，栄養指導では，患者の食塩管理を達成に導くだけではなく，嗜好そのものが変化し，無意識のうちに食塩管理が実現できている状態（＝身体化）を目指している．なお，3章3-②項にあるとおり，食塩摂取量は3g未満を目標とする．

栄養指導の実際

● 個別性の重視

　栄養指導の際には，患者個々にプロセスが異なり，疾患の受容段階に大きな違

2014 年 6月 5日（ 木 曜日）

メニュー	材料	量(g)	エネルギー(kcal)	たんぱく質(g)	脂質(g)	炭水化物(g)	付加食塩量(g)	
朝食								
トースト	食パン	60					0.8	時刻 7時00分
目玉焼（油、調味料なし）	卵	50					0	時刻 20分
ゆで野菜（調味料なし）	キャベツ 玉ねぎ 人参 長ねぎ オクラ アスパラ	あわせて 200					0	場所 自宅
ヨーグルト		80					0	人数 2人
コーヒー		150					0	
小 計							0.8	
昼食								
ご飯		150					0	時刻 12時00分
納豆（調味料なし）		40					0	時刻 30分
野菜炒め	キャベツ 玉ねぎ 人参 アスパラ ゴボウ 胡椒	あわせて 150 / 少々					0	場所 自宅 人数 2人
小 計							0	
夕食								
ご飯		150					0	時刻 18時30分
肉じゃが	牛肉 じゃがいも 人参 玉ねぎ 油 だし汁 砂糖 清酒	30 40 40 15 4 100 6 4					0.1	時刻 40分 場所 自宅
魚のソテー 生野菜添え	鯛 油 コショウ レタス ミニトマト 人参	30 4 少々 20 20 40					0	人数 2人
小 計							0.1	
間食・飲み物								時刻 時 分
合計							0.9	
運動								

図1●食塩摂取量3g未満が達成できている患者の食事記録

JCOPY 498-22429

表1●必要とされる保健指導技術（平成19年標準的な健診・保健指導プログラム〔確定版〕より）

1．カウンセリング技術
　　信頼関係を築くために傾聴し，受容・共感する．
2．アセスメント技術
　　内臓脂肪症候群の程度とその背景，行動変容ステージなどを見極める．
3．コーチング技術
　　質問をして答えを引き出しながら，自己決定や自己解決を支援する．
4．ティーチング技術
　　内臓脂肪症候群や減量法について，情報提供する．指示・助言する．
5．自己効力感を高める技術
　　自信を与え，やる気を引き出す．
6．グループワークを支援する技術
　　利用者グループを組織・運営し，グループならではの効果を引き出す．

いがあることを理解しておく必要がある．

　保存期腎不全の段階から長期間にわたり十分なサポートを受けている患者は，疾患を受容し，ある程度減塩の手技を身に付けていることが多いが，保存期に医療者から十分なサポートを受けられなかった患者は，突然多くの課題が自身に降りかかったように感じ，混乱をきたしやすい．

　このような状態の患者に，食塩管理の必要性や手技を説明しても実行は困難である．

　患者のプロセスを知り，受容段階を見極め，適切な関係性を構築する際には，表1に示した6つの指導技術のうち，カウンセリング技術を用いることが多い．

　傾聞，受容，共感の姿勢で関わり，患者が疾患および食事に対してどのように感じているかを注意深く観察する．また，この際，たとえ質問があったとしても，医療者はできるだけ意見しないことが重要と考える．

　たとえば，患者から「味噌汁は飲んでよいか」という質問を受けた場合，通常は，1日の食塩摂取量を確認し，過剰であれば，「食塩摂取量を減らすために味噌汁は控えた方がよい」という回答になる．しかし，もし患者の受容段階が拒絶や闘争のステージであった場合，「味噌は体によいと聞いたから，腎臓のために積極的に摂っていたのに」と，患者は自身の行動を否定されたと受け取り，意欲を失う可能性がある．

　では，この質問にどう答えればよいか．筆者は，否定も肯定もせず，そのまま受容する方法を取る．たとえば，「味噌汁について気になっているのですね」と返

す．患者は，「できるだけ体にいいことをして，何とか腎臓をよくしたいと思って続けてきました」と語りだし，これまでの疾患との向きあい方を理解する糸口となる．この手法は「オウム返し」とよばれ，コーチング技術の1つとして広く知られている．味噌汁を控えることによる減塩効果を説明するのは，心不全などの臨床的な緊急性がない限り，この後でよい．

● 目標設定

患者が医療者から継続的なサポートを受け，疾患に対する受容段階が進むと，食塩管理に対する前向きな意思を引き出しやすくなる．

その段階において重要なことは，食塩管理を行う理由を患者自身が明確に言語化できるよう誘導することである．なぜなら，食塩管理の目的やメリットを深く認識していなければ，簡単に挫折してしまうからである．患者はさまざまな情報に影響され，その都度心境が変化し，些細な誘惑に負けてしまいやすい．そのような中で食塩管理を実行し続けるには，確固たる理由が必要となるのである．

実際，ほぼすべての腎不全患者が「減塩が必要」と知っているが，その理由を明言できる患者は少ない．つまり，多くの患者は，「腎臓が悪いから」，「医療者に言われるから」という認識なのである．

よって，まず食塩と体液の関係をていねいに説明し，減塩のメリットを理解させるが，それだけではなく，今後の楽しみを語ってもらう．たとえば，「10年後もPDを続け，目標とするゴルフの大会に出たい」などの，明確な目標が引き出せれば，そのために食塩管理が役立つことを理解した段階で，強い動機付けとなる（図2，結果予期）．

目標がみいだせない患者には，食塩管理に限定せず現在抱えている健康面の懸念事項を挙げてもらう．患者が話す内容は，便秘，腰痛，不眠などさまざまであるが，傾聴し，可能な範囲でアドバイスを行うと，ほとんどの患者が，高血圧や体重（体液）増加に悩んでいることを打ち明けるため，このタイミングで話題を食塩管理へと移す．

● 行動目標の設定

食塩管理を行う際，患者の食事内容を確認，評価したのち，コーチング技術（表1）を用いて患者が自ら具体的な行動目標を設定できるようサポートする．患者は，いつ，どの食行動を，どのように変更するかを自分自身で明確にし，指導者は，

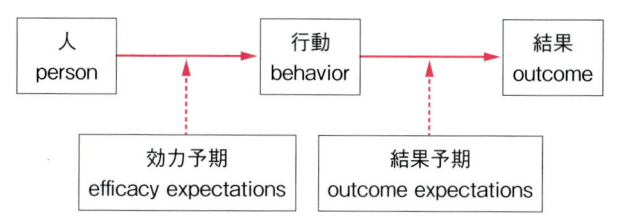

図2 ● 効力予期と結果予期 (Bandura A. Self-Efficacy: The Exercise of Control. Duffield: Worth Publishing; 1977)

それにより何 g 食塩摂取量を減らすことができ，さらに，どのような身体的効果が得られるかを解説し，実行を支援する（図2，結果予期）.

また，実行することで生じる可能性のある不具合と対処法についても伝えておく.「しばらくは薄味の食事を非常に不味く感じるかもしれないが，継続することで味覚が慣れてくる」,「気力の低下や，こむら返りがあるかもしれないが，重度の症状でなければ減塩を継続してよい」という内容である. これらをあらかじめ説明しておくことで，患者が食塩管理を自己中断することを防ぐ.

自ら行動目標を設定できない患者には，具体例を提案する. その際，患者にとってできるだけ魅力的な提案ができるよう心がけているため症例で示す.

症例1 50代女性，CKD G5D（PD 4 年）

〈合併疾患〉特になし

〈支援者〉娘，婿，孫と同居

〈医学的問題点〉

・体液量過剰（BNP 41.8 pg/mL→94.4 pg/mL）

〈管理栄養士相談の状況〉

・食事記録法での食塩摂取量: 7 g/日（朝食 1.5 g，昼食 3.9 g，夕食 1.6 g）

・お昼は孫と 2 人で市販の弁当を購入し，昼食としている.

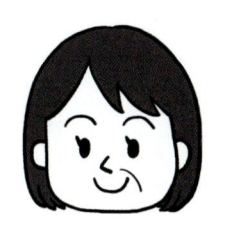

図3に症例1の患者が持参した食事記録を示す. 昼食の食塩摂取量が多いことが問題であるため，具体的な提案例として，

　　①弁当の食べ方（残し方）の工夫を説明する

2016 年 1 月 13 日（ 水 曜日）

	メニュー	材料	量(g)	エネルギー(kcal)	たんぱく質(g)	脂質(g)	炭水化物(g)	付加食塩量(g)	
朝食	チーズトースト	食パン	60					0.8	時刻 7時30分
		ハム	20					0.5	時刻 15分
		バター	10					0.2	場所 自宅
	フルーツ	パイナップル	50					0	人数 1人
	小 計							1.5	
昼食	市販の弁当の2/3を食べた。(1/3は孫が食べた)	ご飯	150					0	時刻 12時30分
		梅干	6					0.4	時刻 30分
		たくあん	4					0.2	場所 自宅
		ウインナー	20					0.4	人数 2人
		エビしゅうまい	26					0.5	
		卵焼	18					0.2	
		チーズハンバーグ	70					1.2	
		ポテトサラダ	50					0.3	
		きんぴらごぼう	70					0.7	
	小 計							3.9	
夕食	ご飯	ご飯	150					0	時刻 18時30分
	焼魚	生魚圭	60						時刻 30分
		塩	0.6					0.6	場所 自宅
	冷やっこ(調味料なし)	豆腐	50					0	人数 3人
	野菜サラダ	レタス トマト キュウリ 和風ドレッシング	20 50 50 8					0.6	
	お浸し	ほうれん草 しょうゆ	100 3					0.4	
	小 計							1.6	
間食・飲み物									時刻 時 分
	合計							7.0	
運動									

図3●症例1の食事記録

JCOPY 498-22429

②食塩含有量の少ない弁当の選び方をアドバイスする

③弁当ではなく手作りをするよう促す

など，いくつかあるが，このうちどれを提案すべきかを判断するための基盤となるのが，患者の価値観や人生観である．

聞き取りを行ったところ，「日中に孫と 2 人で買い物をする時間が楽しみであり，自分に甘えさせてあげたい気持ちがある」と楽しそうに話した．これが患者の人生にとって大きな価値であるとわかる．その背景を理解すると，患者にとって ③ は困難であり，①② は不可能ではないが魅力のない提案とわかる．

よって，この患者には，朝食のメニューを変更するよう提案した．もともと朝食からの食塩摂取量は 1.5 g とさほど多くないが，1 人で食べていることから調整しやすい利点があった．また，内容は，患者の好きな果物や芋類とし，朝食からの食塩摂取量が 0 g となるよう提案した．

教科書的なバランスのよいメニューにはならないが，この患者の価値観と嗜好を尊重しながら食塩摂取量を 5.5 g/日とすることができ，継続により体液過剰の改善が期待できると判断したのである．説明すると，「それならやってみたいです」と患者は笑顔で受け入れた．

● フィードバック

栄養指導は必ず継続する．2015 年に当院で栄養指導を行った PD 患者 71 名の平均栄養指導回数は 8.9 回であり，長期介入している患者では 60 回を超えている．

継続的に行うメリットは，成果を示すことで患者の自己効力感（ある結果をもたらす行動ができるかどうかの確信度）を高めることにある．

そもそも PD 患者は，減塩により高血圧や浮腫の改善，体重（体液量）の安定化など，身体的な効果を実感しやすいが，さらに，栄養指導時に BNP 値，hHANP 値，心胸比などの改善を，グラフや X 線写真などを用いて視覚的に示しながら説明する（表 2，遂行行動の達成）．その際，どのような取り組みが奏効したかを具体的に解説することで，患者の取り組みを肯定し，継続へのモチベーションにつなげている．このサイクルがうまく機能すると，食事療法の実践そのものが患者にとっての価値へと変わっていく．

また，他の患者の食塩管理の取り組みを知ることで，「自分にもできるかもしれない」という擬似的達成感を得ること（表 2，代理的体験）も自己効力感を高める

表 2 ● セルフエフィカシー修正の情報源と主要な誘
導方法（Bandura A. Self-Efficacy: The Exer-
cise of Control. Duffield: Worth Publishing;
1977)

情報源	誘導方法
遂行行動の達成	参加モデリング 現実脱感作法 エクスポージャー 自己教示による遂行
代理的経験	ライブモデリング 象徴的モデリング

良い方法である．当院では，食塩 3 g/日未満が達成できている患者が発表者とな
り，日頃の食塩管理法を紹介するという内容の集団教室を実施し，参加者から高
い満足度を得ている．

　これらの取り組みの結果，2015 年に食事記録法および思い出し法で食塩摂取量
を算出した PD 患者 58 名のうち，付加食塩摂取量 0〜6 g/日未満の患者は 41 名
（70.7％）であり，そのうち 3 g/日未満が達成できている患者は 7 名（12.1％）で
あった．

● 難しい患者への指導

　「どうしても味が濃いものを食べたい」と，患者が頑なに主張する場合，どう対
応するか．たとえば食塩過剰摂取によるリスクを説明する，減塩のメリットを伝
えるなど，方法はさまざまだと思うが，筆者は，「正直な気持ちを話してくださっ
たのですね．よくわかります」と，食塩を摂りたい気持ちを肯定する．

　そもそも，このような発言をする患者は，食塩管理を一切拒否しているのでは
なく，味が濃いものが好きで手放したくないが，一方で，行動を変えなければな
らないことも自覚しており，その葛藤を，「どうしても味が濃いものを食べたい」
という言葉で表出しているのである．よって，まずはその感情をしっかりと肯定
し，共感することで，患者が葛藤から解放され新しい一歩を踏み出せるように見
守る．面談の最後には，「聞いてくれてありがとう．少し減塩ができる気がしてき
ました」と言う患者が多い．

　上記のような主張すらしない，まったく無関心な患者に関わる際はまず，短時
間でもよいので挨拶や会話を繰り返すことで関係性を構築し，徐々に患者の言葉

を引き出す．それにより，患者の健康観および人生観を把握すると同時に，食事に限定せずどのような問題に直面しているか探り当て，疾患に無関心な態度をとる理由を理解していく．

問いかけを繰り返しながら注意深く観察することで，苦しみから救い出し，生きる望みを引き出すための糸口を探す．また，心理判定士などの他職種と情報を共有し連携する．

これらは一見，食塩管理や栄養指導とは無関係と思われる作業だが，患者にとっては，食塩管理よりも大きな問題（たとえば人間関係のトラブル，金銭的な問題，孤独による不安など）を抱えている以上，食塩管理に取り組む余裕などない．

時に，無関心および否定的な態度をとる患者に出会い，医療者の心情が傷つくことがある．それはごく自然なことだが，筆者は，その感覚を捨て去ることが理想ではないかと考えている．

ドイツの精神分析学者であるエーリッヒ・フロムは著書[1]の中でこう述べている．「自分自身にたいする関心を超越して，相手の立場にたってその人を見ることができたときにはじめて，その人を知ることができる．そうすれば，たとえば，相手が怒りを外にあらわしていなくとも，その人が怒っているのがわかる．だが，もっと深くその人を知れば，その人が不安にかられているとか，心配しているとか，孤独だとか，罪悪感にさいなまれているということがわかる．そうすれば，彼の怒りがもっと深いところにある何かのあらわれだということがわかり，彼のことを，怒っている人としてではなく，不安にかられ，狼狽している人，つまり苦しんでいる人として見ることができるようになる．」

医療者も人間であり，常に完璧なメンタルコントロールはできない．しかし，患者に向き合う際には，可能な限り自分自身への関心を捨て去り，患者の本当の心を理解し，最良の判断をしたいと思う．患者がどのような心理状態にあったとしても，疾患を抱えながら，新たな人生に向かって歩もうとしていることに変わりはないのだから．

文献 1) エーリッヒ・フロム（鈴木　晶，訳）．愛するということ．新訳版．東京: 紀伊國屋書店; 1991.

（山根朋子）

5 診療のポイント

> ■ ポイント
> - 慢性腎臓病の治療の基本は自己管理である.
> - 自立（自律）とは，依存できる他者が身近に多くいることが必要ともいえる. すべてを自分でやろうとすることではない.
> - 医師は，受容段階に応じて適切にアプローチを行う.
> - 喪失段階の場合には，支持的に寄り添っていく.
> - 拒絶段階の場合には，narrative based medicine を行い，人生の文脈にアプローチする. 具体的には，誕生の時からのライフプロセスを伺い，その人独自の価値の言語化を目標とする. 主体的な態度の構築を目標とする.
> - 闘争段階以上に進んでいる場合には，知識の提供を行う. この場合，費用対効果を意識して，ツールの活用などを積極的に取り入れる.
> - 日々の実践においては，医師は医療チームのリーダーとして，食事・運動・生活や腎不全固有のケア（PD であれば食塩や出口部）などの全体像を把握・統合し，各職種の専門性を発揮してもらうことを意識する.
> - 不安や自覚症状は，未来を閉ざしてしまう. 不安は言語化して解消させること，自覚症状は身体面への介入により改善させる必要がある.

　慢性疾患の診療は，情報収集，評価，評価に基づいた介入という意味においては，急性疾患のそれと違いはない. しかし，生活者としての状況の中での変化を捉えることが重要となることから，評価や介入は，身体面のみならず精神心理面，社会生活面（仕事や家庭など）についても視野に入れることが重要である. 以下に簡単にポイントを示すが，視点を持って実践経験を積むことが重要である. これについては，巻末の資料を参照されたい. また，慢性疾患であるため，その時の診療（図 1）と経時的な診療（図 2）を意識することが重要である. 詳細は，次項(院内システム構築)を参照されたい.

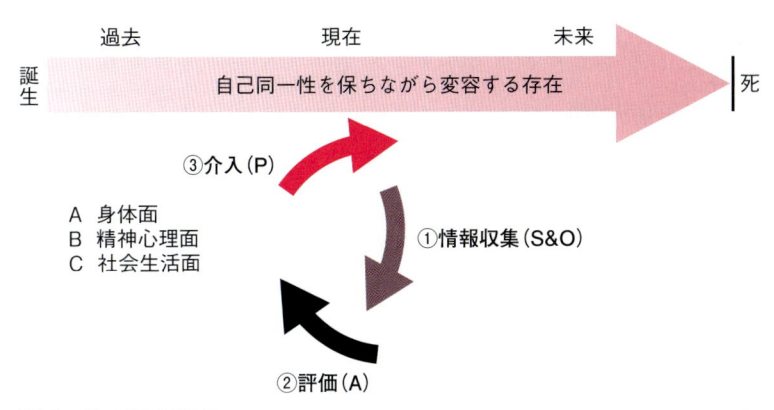

図1●その時の診療

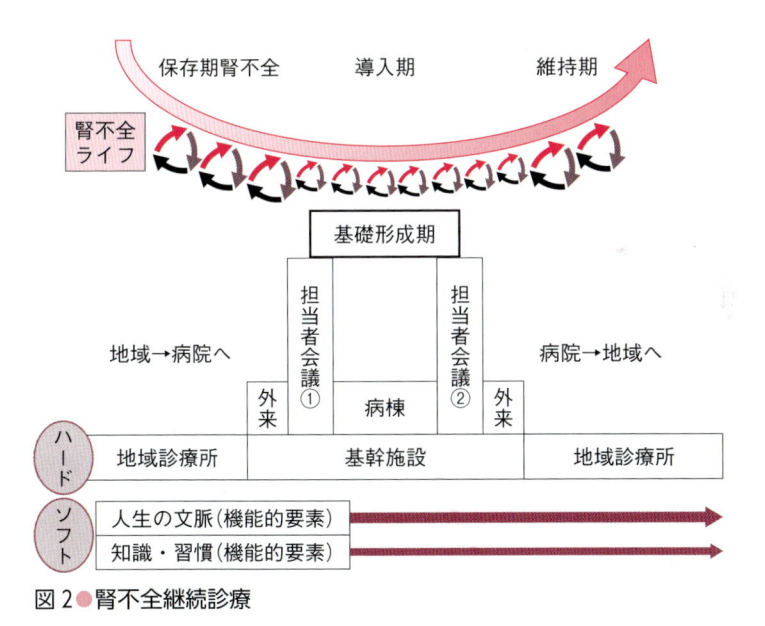

図2●腎不全継続診療

受容段階が進んでいない場合の問診のポイント

人は生きるために他者の力に依存している.

受容段階が進んでいない場合は,

症状は？：

不安は？：

日常社会生活の変化は？：

やっていきたいことは？：

などの未来の価値を言語化させ，自ら歩んでいけるような態度の構築を目指す．誕生の時からのライフプロセスを語ってもらう中からその人独自の方向性に気づかれ，自ら変化していく（自律: Autonomy）．医療者は，その気づきを促すように支援していくことが役割となる．

受容段階が進んでいる場合の問診のポイント

受容段階が進んでいる場合は，適切な行動形成が目標となる．腎不全治療の基本は，その人の行動で結果を出すことである．医療者は意図的に認知行動を促す問いを投げることが重要である．

食塩は？：

水分は？：

血圧は？：

体重は？：

運動は？：

PD の出口部は？：

など，疾患固有に問を投げて，患者に答えてもらう．また，自宅での治療を患者が記録することは身体情報を外在化させ，自己に情報を入力するシステムとしてのトレーニングとなり，適切な行動形成を維持するうえできわめて重要である．

要支援患者

できることは患者が行う，できないところを支援者の負担のない形で支援していくという視点が重要である．患者の思い，支援者のリアリティーを表出させることが大事である．可能であれば，患者と支援者を分けて話を聞く機会を作れるように努力する．問診のポイントは自立可能な患者とほぼ同様であるが，支援者にも聞く（表1）．

表1●要支援腎不全患者の診療に必要な視点

1. 価値支援: 患者および支援者
   1. 患者本人: 思いを支援
   2. 支援者: 自己犠牲を強いない
      1. 支援者のリアリティを積極的に表出させる*
2. 居るだけの生の肯定
   1. 患者の「居心地」がよくなるように
   2. 医療共同体で支える
      1. 施設の役割・職種を分担して
      2. 特定の医療者・家族に負担をかけない

*井口高志. ケアの現場―「相互行為」を見出す社会学. In: 武川正吾, 他編. 死生学3 ライフサイクルと死. 東京: 東京大学出版会; 2008. p. 45-56.

（石橋由孝）

6 院内システム構築

PD診療システム─当院のシステム構築を例に

　当院（日本赤十字社医療センター）は都心部に位置する708床の急性期基幹病院である．2012年より「個をみる腎不全医療」の理念のもと，自己管理・地域一体型腎不全医療のシステム化を目標として，院内システム構築を行ってきた．そのプロセスを紹介する．

● 基幹病院でのシステム構築に関しての考え方

　医師は腎不全多職種医療チームのリーダーとして，理念を打ち立て，実際に医療チームの舵取りを行い，システム構築を行っていくことが必要となる．その際に地域を見すえることが大切である．

　理念を共有した医療チームのもと，効率的かつ効果的な診療の仕組みが行われるようになれば，結果として良質なPD診療の維持，患者数の増加に繋がることをはじめに強調したい．

　単なる技術・教育・システムのみで診療が機械的に行われ，個をみる視点が現場レベルで共有されていないと，医療チームの方向性にぶれを生じ，効果的なチーム医療の実践につながらず，早期離脱に到る．

● 慢性腎不全患者に対するチーム医療

　慢性疾患であるため，患者の身体面・精神心理面・社会生活面それぞれにアプローチし，自己管理や療法選択のプロセスに都度適切に寄り添い，自己実現にむけて支援していく．こういった患者の腎不全ライフの支援をすることこそが，PD継続に繋がる．自己管理が可能になると患者は社会参加しやすくなり，それは医療の本来の目的そのものである．低コストで質の高い（＝自己管理を可能とする）医療システムの創造は，慢性疾患時代の社会のニーズと言える．

● 疾患ライフの受容段階の導入

　このような背景のもと，患者の内面についてスケールを用いて表すことで，疾患受容の程度を可視化する試みを当院では行っている（61頁参照）．慢性腎臓病（chronic kidney disease：CKD）の概念は2000年代初頭に作られ広く普及し，身体面の共通言語ができ，チーム医療の土台となった．受容段階というものさしを導入することである程度標準化したアプローチをすることを目的としている．たとえば，疾患受容が進んでいない患者に知識を伝えるだけなどの機械的な教育を行っていても成功しないことが多く，患者は未来を閉ざされ，医療者のバーンアウトにも繋がる．受容段階に応じた内面への介入を行うことで受容が進み，疾患ライフに向き合い主体的になってきたところではじめて知識提供などの機械的アプローチが有効となると考えられる．また，このようなものさしの導入は，多職種でのチーム医療アプローチを実効的にする．

● CQI，PDCA

　診療の質の向上に欠かせないのが多職種チームでのCQI（continuous quality improvement），PDCAサイクル（plan-do-check-action cycle）である．患者・家族を中心に関わる多職種が，それぞれの専門分野を生かしながら，多面的な視点で継続的な質の向上を行っていく必要がある．PDCAサイクルは事業活動における生産管理や品質管理などの管理業務を円滑に進める手法の1つで，おもに民間企業の改善手法として用いられている．Plan（計画）→Do（実行）→Check（評価）→Action（改善）の4つの行程をサイクルとして繰り返すことによって，継続的に改善する．医療においても効果的であり，個々の患者の1日の外来を通し，1カ月，1年の診療の振り返りと，問題点があればその原因を探り，改善策を考え，その結果をまた評価していくという仕組みである（図1）．

● 当院腎臓内科の実践の変化─外的管理→内的管理へ

　2012年まで当院でのPD診療において体液管理はイコデキストリンや高濃度透析液など外的管理が中心で，結果として体液過剰による離脱が多いことが課題であった．システム構築に際しても職種間，さらには各個人レベルでの理念共有の不十分さが課題であった．そこでまずは現状での具体的問題点を無記名アンケートなどで挙げ，それぞれの問題を抽出する作業を行った．その結果，本質的には，（1）関わる部門が非常に多岐に渡る（表1）ため物理的に情報共有が困難，

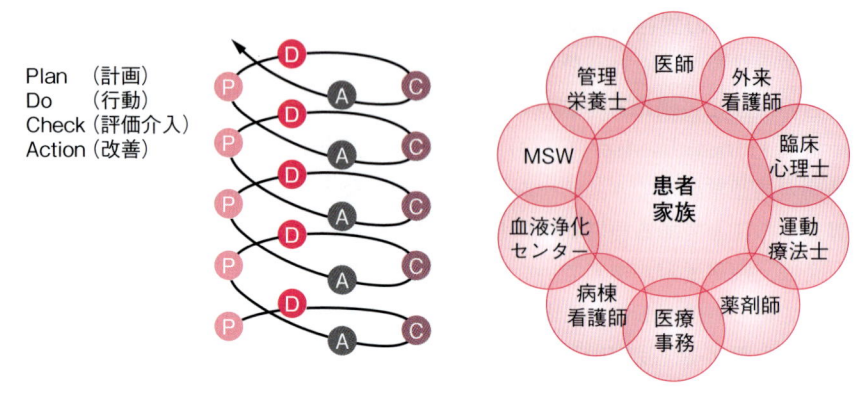

Plan　（計画）
Do　　（行動）
Check（評価介入）
Action（改善）

図1●多職種チームでのPDCAサイクル

表1●PDに関わる院内部門（例）

専門病棟　他病棟　ICU　手術室　看護部　他科
外来　血液浄化センター　救急外来　栄養課　薬剤部
入院業務課　外来業務課　医療秘書課　医療事務課
運動療法　医療情報課　医療相談室　訪問看護
生理機能検査　細菌室　外来処置室　…

（2）診療内容が標準化されていない，（3）物理的・時間的制約，（4）スタッフの成功体験の欠如，（5）継続医療・視点の欠如などであった．次にこれら問題の本質を調整する策から具体案に移った．院内連携・院外連携ともに前述した理念を軸としたPDCAをつねに行うこと，① 成功体験（診療の全体像を想像できるよう意識的にフィードバック：フィードバックカンファランス，定期検査入院），② 安心感（マニュアル作成，バックアップサポート体制），③ 診療の共有・透明化（多職種カンファランス，顔の見える連携，共通ツール・テンプレート，クリニカルパス）を基にした意図をもった行動計画を考え，1つ1つ実践していった．

　その結果の現状の仕組みをいくつか紹介する．腎臓内科診療の大まかな流れとして，地域や院内から紹介を受け，腎生検や原疾患への治療を行いながら，CKD stage 5までは基本的に医師単独外来に加えた集団教育やDVD視聴，個別教育が必要な患者は看護師によるサポート外来や栄養指導，心理面談などを行う．CKD stage 5以降は多職種保存期外来に移行し，継続的な療法選択や社会心理面へのサポートを行っていく．社会資源が必要な患者は導入前から入ってもらうこ

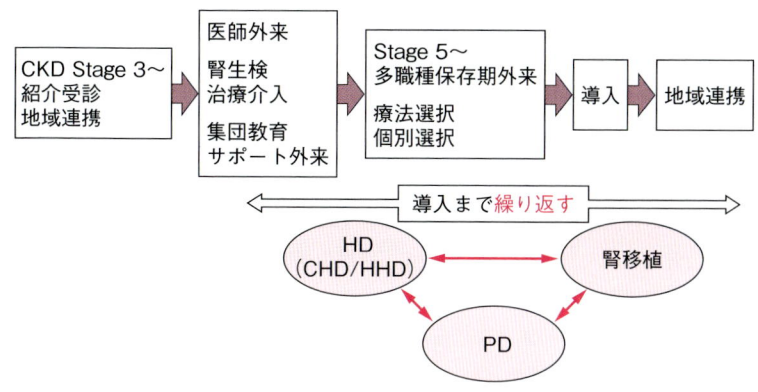

図 2 ● 当院の腎臓内科診療の流れ

表 2 ● 担当者カンファランスの内容

・導入前担当者会議
　　患者，家族，外来/病棟医師，外来看護師，病棟看護師，心理士，SW，
　　　メーカー担当者
　　患者の PD 導入の経緯，到達目標の共有
・中間担当者会議
　　患者，家族，医師，外来看護師，病棟看護師，SW，メーカー担当者，
　　　（訪問看護師，往診医）
　　患者の手技取得の進行状況，目標到達可能かどうかの検討
・退院前担当者会議
　　患者，家族，医師，外来看護師，病棟看護師，SW，メーカー担当者，訪問看護師，
　　　往診医
　　目標到達達成度の確認，退院後の生活支援の検討

とでよりスムーズな導入を行う．多職種外来の前後や導入入院時にはカンファランスを行い，顔の見える連携・継続看護・継続診療を行い地域に繋いでいく（図2）．

　同じ視点で継続看護が行えるようテンプレートやマニュアルを活用すること，また導入時のカンファランスでは，外来，病棟，そして地域をつなぐ場として，患者・家族の背景や思い，個別性を共有する場として，空間的・時間的な視点のずれを修正し，方向性を合わせる場として，顔の見える連携を行っている．これを行うことで分断されていた診療・看護が繋がり，各部門の各職種が全体の中での役割を感じることのできる場となっている．このような担当者カンファランス

＊＊＊＊　　腹膜透析導入前カンファランス　　＊＊＊＊

【内容】

①今後の生活で続けていきたいこと，大事にしていること（患者さん・ご家族）

②腹膜透析選択理由，導入に際してご不安な点（患者さん・ご家族より）

③外来での自己管理・生活面・知識・ご自宅環境など（外来看護師より）

④社会資源の導入，書類申請について（医療相談室看護師より）

⑤退院までに用意しておく物品について（メーカーより）

【知識】（医師より）

・腎代替療法の概要：別紙参照

・腎保護のポイント：「　　　　」

・腹膜透析合併症について：感染に気をつけます．「予防」「早期診断」

　※①基本に忠実な操作（入院中に病棟看護師をメインにしっかりトレーニングを受けていただきます．自己流が一番危険です．不安な際には退院後しばらく訪問看護師の導入も可能です．）

　　②食塩管理

　　③便通管理　が合併症予防のポイントです！

　※食事療法：食塩が最も大切です！

【今後の予定】：スケジュール表参照（病棟看護師より）

図3●カンファシートの作成

・個別性の共有

・外来・地域⇄病棟への情報共有

・方向性の統一

・患者自身の言葉

・すべての多職種が責任をもって患者の自立を支援するために

はPD導入時には3回行っている．

　導入時担当者カンファランスでは，

　　①今後の生活で続けていきたいことや大事にしていること，PD選択理由と不安について（患者・家族より）

　　②外来での自己管理・教育状況などについて（外来看護師より）

　　③社会資源の導入や保険制度について（医療相談室より）

　　④腎代替療法の概要・合併症と予防・腎保護のポイントについて（医師より）

　　⑤入院後の指導内容やスケジュールについて（病棟看護師より）

表3●患者教育・診療標準化ツールの作成（当院例）

・クリニカルパスの作成（導入時，PET 入院時）
・カンファランス内容の作成
・患者指導ツールの作成（知識面＋手技指導＋緊急時＋災害時）
・出口部ケア DVD の作成
・院内対応ツールの作成
・高齢患者の在宅ツールの使用

表4●定期検査時の評価内容標準化（当院例）

① 透析量・腹膜機能評価
　・残腎＋腹膜 Kt/V 測定，PET 検査
　・血液・便・尿・便検査，排液細胞診
② 自己管理行動評価
　・出口部・接合・緊急時対応
　　観察方法，消毒方法，接続手技，出口部ケア，シャワー方法，災害時・緊急時対応を確認評価しフィードバック
　・体液量・塩分
　　推定塩分摂取量（排液・蓄尿）測定，bio-impedance による体液量測定聞き取り法による食塩摂取量評価・入院食での味覚確認
③ 悪性腫瘍・心血管スクリーニング検査
④ 介護負担度・ADL・QOL 確認，ケアプラン確認，レスパイト

といった内容を行う．患者自身が言語化することで主体性を引き出すこと，患者と家族の思いを直接聞くことで医療チームが同じ方向性をもってサポートに当たれること，全職種が発言することでそれぞれの医療者が責任をもって患者の自己実現を支えていくことを確認できる．それぞれの場所での点での診療が線から面へと繋がる場でもあり，医療者のモチベーションにも繋がる．

　同様に中間カンファランスでは，実際に手技を行っていく中で具体的に生じる問題点や退院までに必要な事項の確認，退院前カンファランスでは患者の緊急時対応の確認を含めた最終確認に加え，地域の訪問看護師や往診医にも参加をお願いし，直接緊急時対応やバックアップ体制，患者の個別性も含めた申し送りを行うことで，その後のスムーズな在宅生活を支えていく（表2，図3）．当院ではこういったカンファランスを生体腎移植入院時にも行っている．

　また，表3，4および図4〜6に示すような患者指導ツールや院内対応マニュアル，在宅医療連携ツールを使用することで，業務の効率化，診療の標準化，視点の統一を図った．クリニカルパスを活用することで診療の可視化と標準化，入院

日付		治療	カンファレンス	指導内容（マニュアル参照）										memo
				1. 腎臓の働き・腎機能	2. 清潔操作・環境整備	3. 食事・水分・体重	4. 排液の観察と処理	5. ノートの記載方法	6. 合併症	7. トラブル対処方法	8. 出口部ケア・観察	9. 機械・液の管理	10. 災害時の対応	〈OP 前までに行うこと〉・障害者手帳についての情報提供を行う（MSW に連絡）・血圧手帳の記載の確認
	前日まで		導入前 cf											
/	OP 当日													
/	1 日目	洗浄開始 500×2												
/	2 日目	腹部レントゲン 1000×2（洗浄）												
/	3 日目													
/	4 日目	1500×2（洗浄）												
/	5 日目					栄養指導①								
/	6 日目	貯留開始							腹膜炎・注排液・機械トラブル時の説明					
/	7 日目	バイオパッチ交換	中間 cf											
/	8 日目	（ツインバッグ）			ビデオ① 腎保護									
/	9 日目	蓄尿検査				ビデオ②③ 食塩・③P								
/	10 日目	各種合併症検査など				ビデオ④ フットケア								
/	11 日目		退院前 cf											
/	12 日目					栄養指導②								
/	13 日目													
/	14 日目	退院 or APD 開始												

図4● 導入パス（当院例）

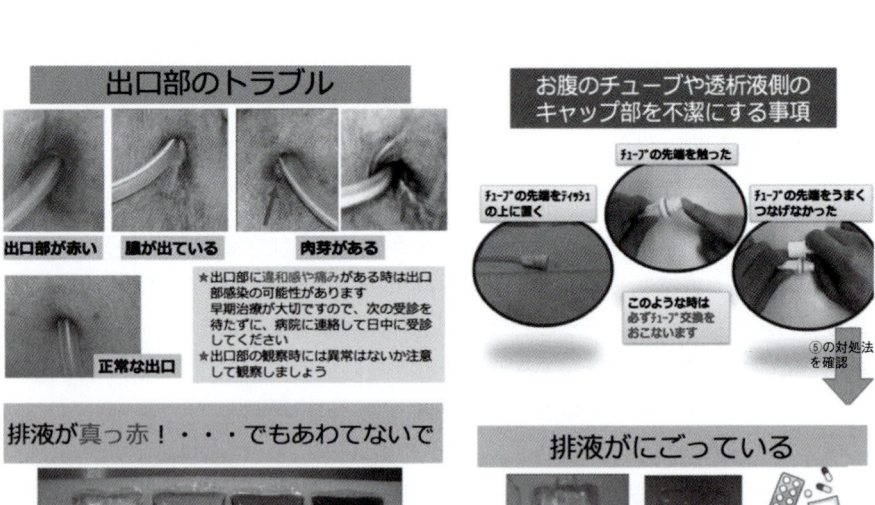

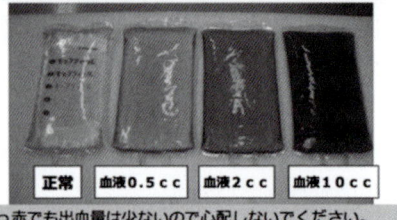

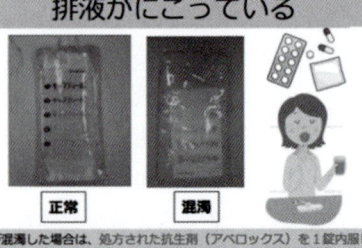

図5● 患者・地域連携への緊急時・指導マニュアル配布（当院例抜粋）

情報収集：生活面

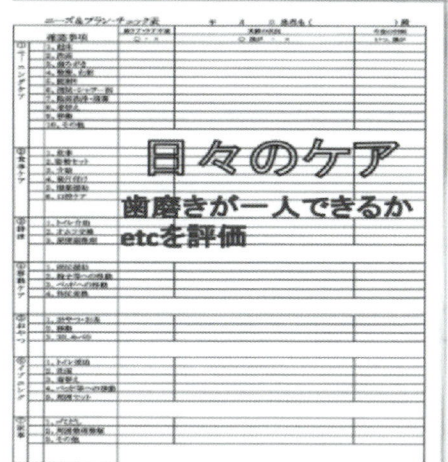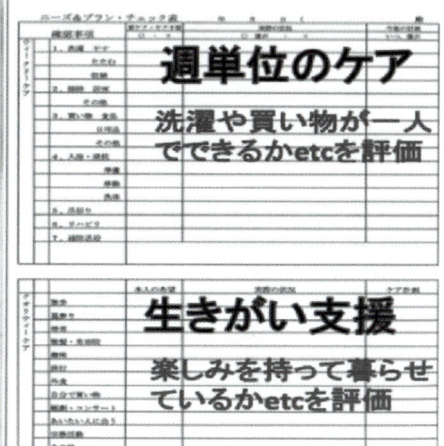

図6● 在宅医療連携ツール（巻末の資料集を参照）
在宅での基本生活動作, PD に関わること, 社会生活まで含め, 誰がいつ行うか, 社会資源をどこに導入するかを可視化させケアプラン作成→引き継ぎを行う.

日数の軽減を図り, 定期検査入院の導入やフィードバックカンファランスの導入による診療の共有, 成功体験構築を行った.

　このような内面への介入, 自己管理教育をシステムとして取り組むことで technique survival は向上し, 腹膜炎発生率の改善を認めた（20頁参照）. 現在はイコデキストリンに頼らない体液管理が可能となっている. また地域医療連携を導入前から導入後まで継続的にシステムに取り込むことで, 地域医療連携率は0％だったものが75％まで増加し, 導入患者の高齢者率は33％から55％まで増加した.

　院内システム構築にはその施設の規模や役割, 地域性, 状況に合わせた介入が必要である. いずれであっても, ① 現状の問題点を具体的にし, ② その問題の本質を抽出し, ③ 本質的な解決策を決め, ④ 具体的な行動計画を立て, ⑤ 評価する, の繰り返しが必要であり, チームリーダーである医師がリーダーシップを発揮し, チームであるメンバーと協力し行っていくことが必要とされる.

（上條由佳）

5章

療法選択

1 総論

我が国の腎代替療法選択

まずは図1をみてほしい. 欧米のPD普及率が7〜22%[1]であるのに対し, 日本は2.9%[2]と極端に低いことがわかる. 保険制度や文化・地域背景など, 腎代替療法選択に影響する要因に違いがあることを考慮しても, 日本の末期腎不全治療が極端にHD偏重であることは明らかである.

日本の透析患者数は, 世界の透析患者数の約20%を占める. また, 慢性透析患者の年間粗死亡率は10%未満[2]であり, これは世界的に最も良好な治療成績といえる.

このように, 腎不全医療のトップランナーといえる我が国の末期腎不全治療の極端なHD偏重は, これまでも度々問題視されてきた. PD普及を阻害する要因として, 医療者側の知識・教育不足が大きいと考えられる（図2）.

療法選択とは

透析医療が保険医療として開始された1967年以前, 腎不全は死を意味する病であった. 末期腎不全は, 現在でこそ慢性疾患となったが, 臨死体験とまではいかなくても, 死を間近に経験しての生という点が特徴的と言える. 見方を変えれば生きることの意味が問い直された新たな生の経験と言えよう. いかに生きるか, その手段としての腎代替療法（renal replacement therapy: RRT）である. 腎代替療法の選択は人生の転機となる一大イベントである. 重大な選択はどのようになされるのだろうか. 誕生の時からの過去のすべてを引き受け, 未来を先取りしながら, その都度現在において, 事物を選択して生きていく（179頁参照）（図3）. 不安や自覚症状は未来の先取りを困難にするため, RRTプロセスにおいて医療者は患者の不安を語ってもらうことや自覚症状を解消することにより, 未来の希望を言語化させる必要がある. 言語化されると, 意識の底に沈んでいたその人らしさ（人生の方向性）に自らが気づくことになり, 行動できるようになっていく

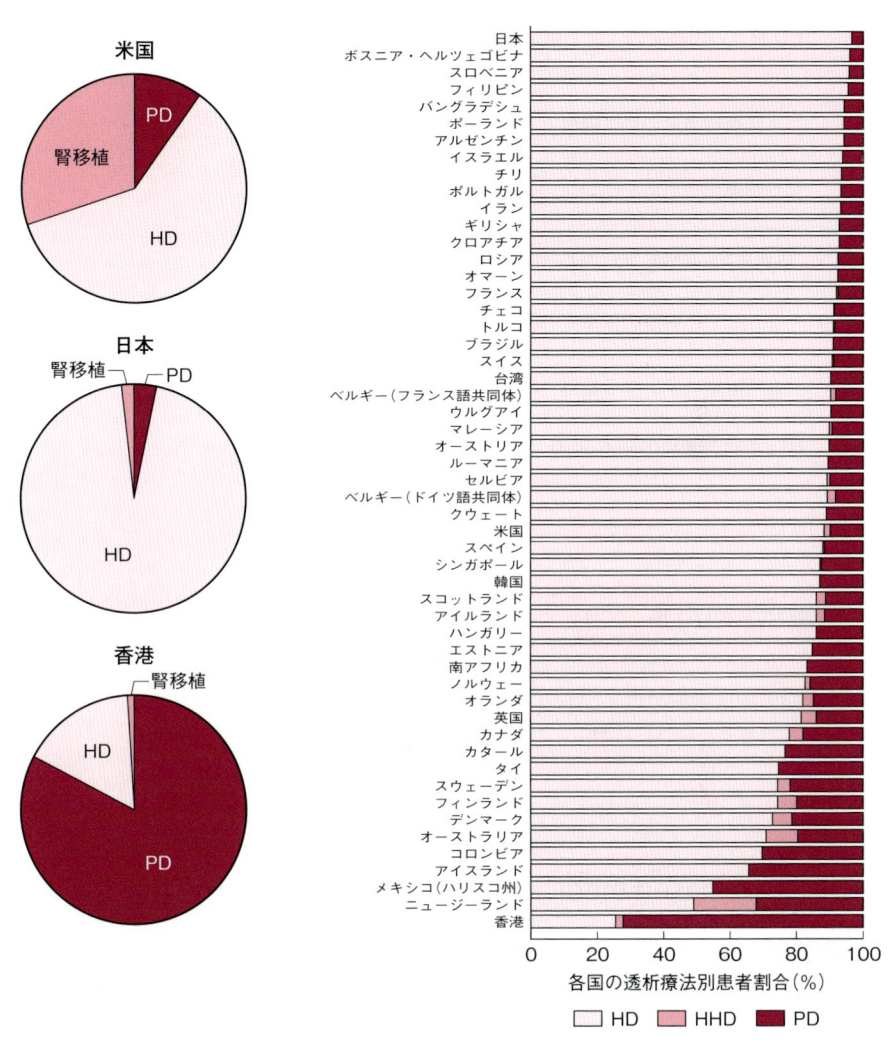

図1●各国の腎代替療法の内訳 （US Renal Data System[1]より改変）

のである．一方的に患者に選ばせるのでも医療者が選ぶのでもなく，患者および
支援者が主体的に自分の人生を選択する手助けをすることにある．

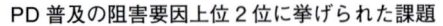

PD 普及の阻害要因上位 2 位に挙げられた課題

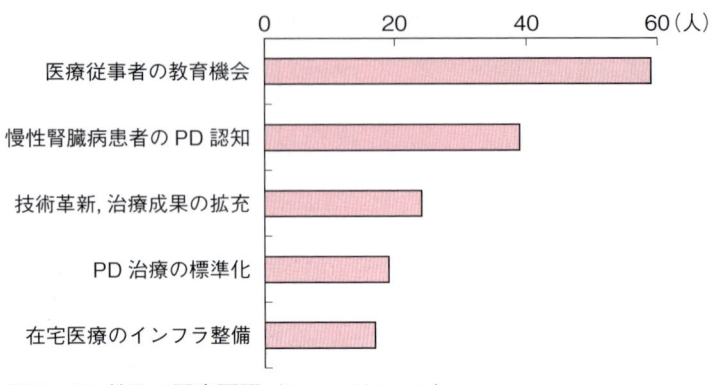

図2●PD 普及の阻害要因 （Baxter 社による）

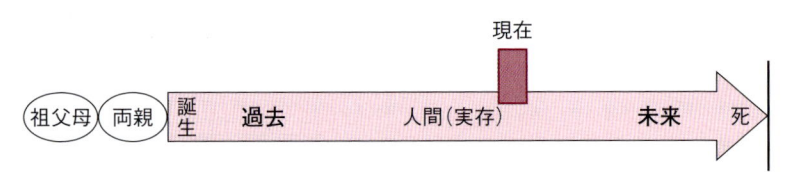

図3●療法選択のポイント ①
療法選択は，これまで生きてきた方向性の中に生まれる（そのひとらしさ＝心が
生じる所以）．

Narrative-based medicine（ナラティブ・ベイスト・メディスン）

　現在の医学の主流となっている EBM（evidence-based medicine: 根拠に基づく医療）は最新の臨床研究に基づいて統計学的に有効性が証明された治療を選択することにより，より効果的な質の高い医療を提供することを目的としている．しかし，慢性疾患や高齢者のケア，終末期など個別性がより重要視されるような病態では，個別性を排除した前提での EBM のみでは意味がない．そのため，EBM で有効とされる医療技術を患者に応用するか否かは，患者の病状や副作用を考慮し，患者・家族の価値観や意向を取り入れ，医師の経験を活かして決めることが望ましい．こうした考え方から EBM を実践してきた英国の開業医から提唱されたのが NBM（narrative-based medicine: 物語に基づく医療）である[3]．「ナラティブ」は「物語」と訳され，患者が対話を通じて語る病に至った理由や経

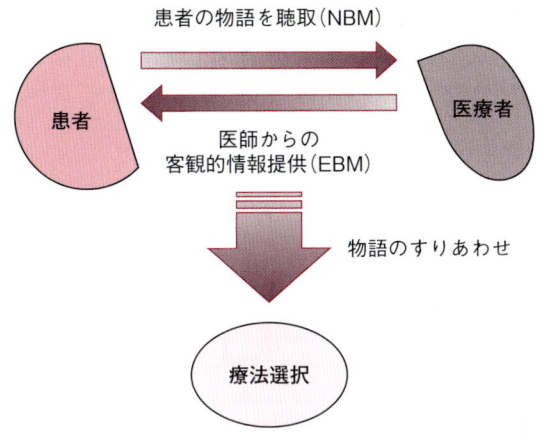

図4●療法選択のポイント ②
双方向性の医療が求められる.

緯，病についてどのように考えているかなどの「物語」から，医師は病気の背景や人間関係を理解し，患者の抱えている問題に対して全人的（身体的，精神・心理的，社会的）にアプローチしていこうとする臨床手法である．個々の患者にはそれぞれの疾患に対する物語（ナラティブ）がある．その物語を患者と医師が共有することで，科学としての医学と個々の人間に対する医療との間に横たわる溝を埋めていこうというものだ．両者は一見敵対的概念であるかのようだが，実は逆に相互に補完し合うものなのである．「病いの意味はその人の置かれている背景に関連して作られている」というように，人間は生物学的な人であると同時に社会生活や個人的な経験などに巻き込まれて存在しているため，患者に語らせ意識的にそれを外在化させることが特に慢性疾患診療において有用である．RRTや終末期での療法選択というのはまさにそういった双方向性の医療が求められるだろう（図4）.

ダイナミックな腎代替療法選択プロセス

2014年の透析ガイドラインから，透析見合わせの意思決定プロセスが提言された[4]が，ここで行っていく過程も RRT プロセスの一環であると言える．

RRT プロセスでは長い保存期を過ごした後，残腎を保持しながら PD ファー

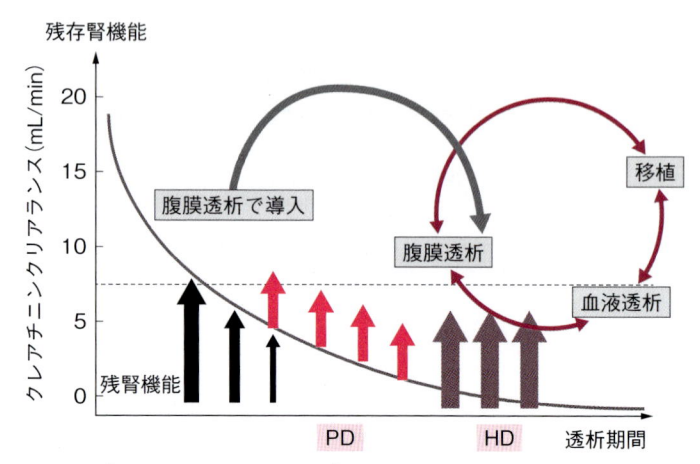

図5●ダイナミックな RRT プロセス (Mendelssohn DC, et al. Perit Dial Int. 2002; 22: 5-8[5]より改変)

ストで導入して，残腎が消失した時点で併用療法もしくは HD への切り替え，または最初から HD で導入し，そのまま行く場合もあれば，状況によっては PD や在宅 HD に移行する場合もある．そして機会があればそのどこからでも移植を行うこともあり，その場合保存期に戻る，といった形になっていると思われる（図5）．中には透析見合わせも選択肢に入ることもある．患者は身体面，心理面，社会面もその都度変化していく．RRT 選択は導入したら終わりではなくその後も疾患ライフの中で変化し得るダイナミックなプロセスであるということを医療者は認識すべきである．

■ **ポイント**

- 療法選択は，疾患ライフの重要な選択である．
- 人が，事物を選択する場合に，時間性の概念（その人の誕生からの物語）を考慮することが重要である．
- 人生の目的は，自己実現であり，腎代替療法はその手段であるという認識が必要である．この観点から EBM と NBM の両視点を診療実践に活かすことが必然となる．
- 看護師は，患者および家族の治療と生活をコーディネートする役割が期待されるため，生活世界をみる視点がきわめて重要である．
- 高齢者は，自立が困難となっていく患者層である．その療法選択においては，「どう生きるのか」と同時に「どのように最期を迎えるのか」，「支援者に負担がないようにどのように支えるか」という視点が重要である．
- 高齢患者を支える際に，家族のみならず，病院および地域医療と生活の場であるコミュニティー全体で支えるという視点が重要である．

文献　　1) US Renal Data System. USRDS 2015 Annual Data Report. Bethesda: National Institutes of Health, National Institute of Diabetes and Digestive and Kidney Diseases; 2015.
　　　　2) 日本透析医学会統計調査委員会. 図説わが国の慢性透析療法の現況. 2014 年 12 月 31 日現在. 2015.
　　　　3) Charon R. The patient-physician relationship. Narrative medicine: a model for empathy, reflection, profession, and trust. JAMA. 2001; 286: 1897-902.
　　　　4) 日本透析医学会. 維持血液透析の開始と継続に関する意思決定プロセスについての提言. 2014 年 5 月.
　　　　5) Mendelssohn DC, Pierratos A. Reformulating the integrated care concept for the new millennium. Perit Dial Int. 2002; 22: 5-8.

（上條由佳）

2 実践

医療者の役割は「意思決定支援」

　療法選択とは，単に腎代替療法の中から治療法を選択するだけではなく，患者にとって生きる意味も含めた，個人の価値観に基づく「意思決定」である．医療者の役割は，その意思決定を支援することである．そして，この意思決定は，腎不全保存期から始まり，終末期まで繰り返される．つまり，腎不全とともに生きる患者の生活によりそい，患者・家族の揺れ動く気持ちを捉え，意思決定支援をし続けることが必要なのだ（図1）．

　しかし，中には緊急透析導入となるケースもあり，尿毒症症状によって患者自身は冷静な判断を下せる状況ではない．その際は，まずは HD からの導入となることが多いが，症状が落ち着いた時期を見計らい，改めて療法選択を行うのが望ましい．それにより患者の意思をふまえた療法選択ができる．

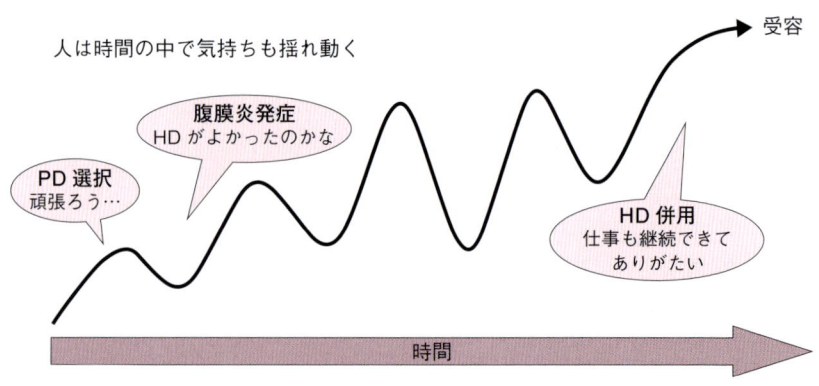

図1●意思決定支援とは
患者が今必要としている治療を，また患者にとって最適と思われる治療の情報を絶えず提供し，ともに考える．

意思決定のための支援方法

　療法選択における意思決定支援として，当院で行っている関わりについて紹介する．

● 集団教育

　腎不全保存期への関わりとして，毎月「腎臓教室」を開催している．この目的は，① 患者・家族が腎不全について正しい知識を得て，自己管理や生活習慣を改善することで，腎不全の進行を遅らせること，② 将来的に，患者・家族が自身の意思決定によって腎代替療法を選択できることである．参加対象者は，主に腎不全保存期の患者，またはその家族とし，CKD ステージの比較的早い段階からの知識提供を開始する．教室の内容を表1にまとめた．

　腎不全の概要をシリーズ化し，特に腎代替療法の回では，実際に透析治療を受けている患者が自身の体験を語る場を設けている．これは，腎代替療法に対して負のイメージを抱いている患者や家族に，開けた未来像をイメージするきっかけ

表1●当院の腎臓教室のスケジュール

回	日程	講義内容	詳細	担当部門
1	○月△日	腎臓の働き	腎臓の機能・働き 腎保護とは	医師
2	○月△日	腎不全の検査・合併症	検査の見方・読み方 合併症とは	医師
3	○月△日	腎保護のための食事	食事管理・塩分管理の方法	管理栄養士
4	○月△日	ストレスマネジメント サルコペニア・フレイル予防	腎臓病との付き合い方 フレイル対策の食事と運動	臨床心理士 管理栄養士 健康運動指導士
土曜の回	○月△日	総合的な内容		全職種
5	○月△日	腎代替療法とライフサポート	腎代替療法(主に透析) 社会保障・医療費助成 在宅支援	医師 MSW
6	○月△日	腎臓移植の話	腎臓移植について	医師
7	○月△日	腎臓と血圧の関係	血圧管理の重要性 血圧の薬	医師 薬剤師

にもなる．実際，参加者からは「身近に透析患者がいないので，患者の生の声が聞けるよい機会だった」という感想が複数あった．また，通常は平日開催だが，年に一度，土曜日に総合的な内容での教室も企画している．教室への参加自体，「腎不全」という共通の背景をもつ患者同士が交流できる機会でもあり，それが精神的な支えともなり得る．

● 個別面談

CKD ステージが進んだ場合は，集団教育を経て個別性を重視した療法選択を含んだ，より繊細な関わりへと移行する．その際は個別面談を取り入れる．

面談は，可能な限り受診のたびに行うと，患者や家族との信頼関係の構築にも繋がる．保存期は数年にわたる場合もあり，患者の状態が大きく変わらない時は医師の診察だけで終わることもあるが，短時間でも患者や家族と顔を合わせて挨拶を交わし，細くとも長い継続的な繋がりを保つことが望ましい．以下に個別面談時のポイントをまとめる．

(1) 面談のタイミング

患者の外来受診時，医師の診察時間とは別に，看護師と患者・家族が話をする場を設ける．診察までの待ち時間を利用して，患者や家族は自身の気持ちをいったん整理できる．もちろん，診察後の面談でも同様に，気持ちの整理や診察時の不明点を再確認できる．

(2) 面談をする環境

面談をする環境には，その状況に応じていろいろなパターンがある．原則としてはプライバシーを重視した「個室面談」が好ましい（図2）．しかし，あらたまった閉鎖的な空間での対面が，患者の緊張感を助長する場合は，待合スペースでの

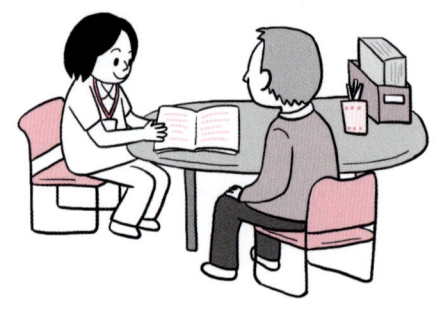

図2● 個室面談

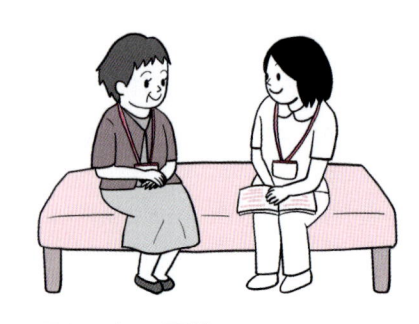

図3● ベンチ面談

ベンチを利用した「ベンチ面談」を行う（図3）．この場合は，周囲の環境や会話の内容に配慮が必要である．

(3) 面談の対象者

患者が受診行動を単身で行う場合，家族の存在や思いが把握しにくいことがある．状況に応じて，受診に家族の同伴を勧める．家族は患者の疾患をどのように把握しているのか，患者と家族の思いに相違はないかを必ず確認する．相違がある場合，患者と家族をそれぞれ分けて個別に面談すると，それぞれが自分の思いを表出しやすくなる．

患者や家族の言葉を聞きながら，口調や表情の変化を見て，患者と家族の関係性もアセスメントをする．

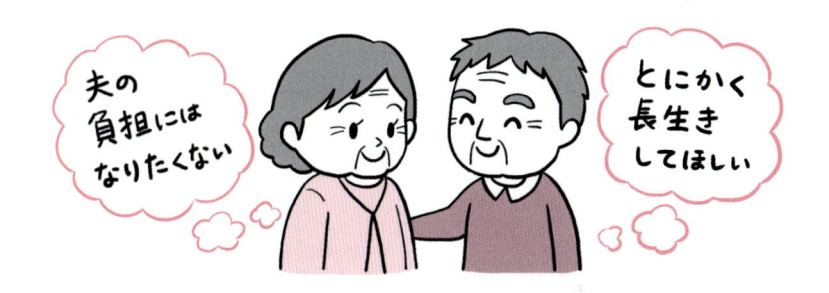

また，場合に応じて，訪問看護師やケアマネージャーなどの，すでに患者に関わっている関係者も面談に同席してもらうこともある．

(4) 面談の内容

①患者の生きがいや価値観を把握する

現在の状況はもちろん，生い立ちや育った文化，過去の経験や現在に至る過程にも目を向ける．特に，生きがいや価値観を患者に言語化してもらうことが重要である．大切にしていることに患者自身が気づくことは，今後の治療への動機づけにも繋がるため，その都度，面談で確認を繰り返す．

②患者と家族の不安を明らかにし，緩和に向ける

患者や家族を不安にさせている原因を明らかにし，解決策があれば提案する．たとえば，患者や家族が治療に抵抗感を示している時，治療について独自に得た情報源をもとに，誤った知識をもっていることがあり，正しい情報を得ることで不安が解消される場合もある．ただし，治療方法に関する具体的な情報提供は，患者の気持ちに配慮し，精神的にも説明が受け入れられる状態かどうかをアセス

メントした上で行わなければならない.

③生活スタイルに合った療法を一緒に考える

まずは, 患者が治療とともにどのように生きていきたいのかを把握する. 最終目標は, 患者が自身のライフスタイルに合う適切な療法を選択し, その人らしい人生を歩んでもらうことである.

● ピア・ラーニング

療法選択に関する医学的知識の提供が済んだ患者・家族に対しては, ピア・ラーニングという方法を取り入れている. ピア・ラーニングとは, 患者や家族同士が互いに学びあうことを意味し, 療法選択期に至った患者・家族と, すでに腎代替療法を導入した患者・家族が面談する場を設けるものである. 希望に応じて, PDや HD の実際の場面を見学するなど視覚的なアプローチも加える. 対象患者のマッチングには, 性別, 年齢, 仕事, 趣味などを考慮し, できるだけ共通した背景をもつ者同士を選定する. 療法選択期の患者・家族にとって, 同じ病を抱える患者の経験は, 自身の治療や生活をより具体的にイメージするための一助となり, 自己効力感の向上にも繋がる.

面談には医療者も仲介役として同席し, 両者の言動や表情に注意する. また, 患者から提供される情報に, 患者独自の見解や誤った内容が含まれる場合は, 後で補足説明を加える.

医療者間での情報共有

受診の都度, 面談が繰り返されることで, 経過とともに患者や家族の気持ちや療法に対する考え方に変化が見えてくる. そのため, 経過を把握できるような共通の記録ツールを用いて情報集約することが重要である. 患者や家族から得た情報は医療者間で必ず共有し, 同じ視点で関わることが必要である. 当院で用いている腎不全保存期の外来記録用フォーマットを巻末に掲載したので参照してほしい.

また, 診察の前後に医療者間でカンファランスを開くことは, 患者の情報共有や今後の支援計画を皆で話し合える場となる. そこで提案された支援計画に基づいて, より効果的な面談へと繋げることができる.

（藤原玲子）

3 高齢者の療法選択

①フレイルの知見を臨床に活かす

フレイル—高齢者医療とケアの新たな視点

多くの医療とケアの行為にはメリットもあればデメリットもある．臨床倫理的に適切な医療とケアは，益と害を総合的に評価して本人の視点からみた益の最大化を目指す．その意味で，今後の高齢者医療とケアに関する意思決定においてフレイルの視点は重要である．

フレイルとは「高齢期に生理的予備能が低下することでストレスに対する脆弱性が亢進し，生活機能障害，要介護状態，死亡などの転帰に陥りやすい状態で，筋力の低下により動作の俊敏性が失われて転倒しやすくなるような身体的問題のみならず，認知機能障害やうつなどの精神・心理的問題，独居や経済的困窮などの社会的問題を含む概念」[1]である．身体的フレイルは老化・老衰の科学といえるだろう．

フレイルは，従来，年齢で判断されがちであった老年に特徴的な諸問題に関して，年齢とは独立した予測因子となることが次第に明らかにされ，注目されている．

ストレッサーへの脆弱性

フレイルの有用性はまず介護予防にあるとされているが，同時に，すでにフレイルになった高齢者はストレッサーに脆弱な状態なので，侵襲性の高い医療行為を提供することによってかえって害を及ぼすことのないよう留意すべきと国際フレイル・コンセンサス会議[2]で指摘されている．この場合のストレッサーは本人の心身の負担になるすべてのことを指し，医療行為も含まれる．侵襲性の高い医療行為ほどストレッサーとして深刻な影響を及ぼす恐れがある．

フレイルには程度があり，その程度を判断する尺度として同国際会議は「臨床フレイル・スケール」（表1）を挙げている．フレイルの程度が重いほどストレッサーに脆弱なので，医的介入には慎重さが求められる．

表1●臨床フレイル・スケール（clinical frailty scale）

1	**壮健（very fit）** 頑強で活動的的であり，精力的で意欲的．一般に定期的に運動し，同世代のなかでは最も健康状態がよい．
2	**健常（well）** 疾患の活動的な症状を有してはいないが，上記のカテゴリ1に比べれば頑強ではない．運動の習慣を有している場合もあり，機会があればかなり活発に運動する場合も少なくない．
3	**健康管理しつつ元気な状態を維持（managing well）** 医学的な問題はよく管理されている．運動は習慣的なウォーキング程度で，それ以上の運動はあまりしない．
4	**脆弱（vulnerable）** 日常生活においては支援を要しないが，症状によって活動が制限されることがある．「動作が遅くなった」とか「日中に疲れやすい」などと訴えることが多い．
5	**軽度のフレイル（mildly frail）** より明らかに動作が緩慢になり，IADLのうち難易度の高い動作（金銭管理，交通機関の利用，負担の重い家事，服薬管理）に支援を要する．典型的には，次第に買い物，単独での外出，食事の準備や家事にも支援を要するようになる．
6	**中等度のフレイル（moderately frail）** 屋外での活動全般および家事において支援を要する．階段の昇降が困難になり，入浴に介助を要する．更衣に関して見守り程度の支援を要する場合もある．
7	**重度のフレイル（severely frail）** 身体面であれ認知面であれ，生活全般において介助を要する．しかし，身体状態は安定していて，（半年以内の）死亡リスクは高くない．
8	**非常に重度のフレイル（very severely frail）** 全介助であり，死期が近づいている．典型的には，軽度の疾患でも回復しない．
9	**疾患の終末期（terminally ill）** 死期が近づいている．生命予後は半年未満だが，それ以外では明らかにフレイルとはいえない．

出典: Morley JE, et al. Frailty consensus: A call to action. J Am Med Dir Assor. 2013; 14: 392-7. 会田薫子訳.
＊このスケールは，Rockwood K らの研究報告を改編したものである．
(Rockwood K, et al. A global clinical measure of fitness and frailty in elderly people. CMAJ. 2005; 173: 489-95)
日本語版の初出: 会田薫子. Geriatric Medicine. 2015; 53: 73-6.

　さらに，世界のフレイル研究においては，緩和ケアを開始する指標としてフレイルを活用すべきという報告[3]や，エンドオブライフ・ケアにおけるフレイルの知見の有用性について言及している指針もある．たとえば英国で国民皆保険制度を運営するナショナル・ヘルス・サービス（NHS）は，「フレイルが進行した高齢者に対しては，今後の展開を予測しつつケア・プランを立てていくこととエンド

オブライフ・ケアを検討することが適切である」[4)]としている.

透析療法の適否の判断―年齢ではなくフレイルを参照

　前述のように，フレイルが進行した高齢者には投薬や治療行為もストレッサーになる．これまでにも透析療法が循環動態に負荷を与える治療行為であることは広く知られており，透析療法の導入によってADLが顕著に低下することを示した研究も2009年以降，数多く報告されるようになった[5,6)]．そうしたことから，透析療法がフレイルな高齢者に対してストレッサーになることはすでに示されているといえるだろう．ナーシングホーム入所者の末期腎不全に関する総説論文[7)]は，この患者群への透析導入に対しては総じて否定的な考察をしている．

　日本では透析療法の導入年齢が高いので，フレイルによる影響にはより注意を要する．これらの高齢者がフレイルでない場合は透析療法が本人に益をもたらす可能性は高いが，重度フレイルあるいは非常に重度のフレイルである場合は，透析療法によってかえってQOLが損なわれたり死亡したりする恐れが高いということである[8)]．

　谷澤らは日本透析医学会のデータを解析し，「80歳以上で日常生活障害度が高度の場合，37%が透析導入後の3ヶ月以内に死亡している」[9)]と報告し，導入後の早期死亡が予想される超高齢者においては，保存的加療を選択することも考慮すべきと述べている．保存的加療とは透析療法以外の方法を用いるということである．

　この報告で谷澤らが指摘している日常生活障害度の高さは，フレイルの程度を示している場合が多いと考えられ，重度フレイルおよび非常に重度のフレイルの場合は，透析療法を導入すると早期死亡に至る場合が少なくないことが示唆されているといえるだろう．

　重度のフレイルがみられる場合に侵襲性の高い治療を行わないことは，エイジズム（高齢者差別）ではなく，医学・生理学に基づいた専門的かつ倫理的な判断である．一方，フレイルではない場合は，年齢が超高齢であるということのみでは，透析療法の見合わせの理由にはならない．年齢ではなく，フレイルの程度で判断するのが，今後の高齢者医療の要点といえる．ACPのプロセスにフレイルの評価を組み込むことも推奨される．

透析療法の意思決定支援ツール

　フレイルの程度に留意しつつ医学的に適切に判断し，患者・家族とコミュニケーションを重ねながら，いずれの透析療法を選択するか，または透析療法を選択せずに自然に委ねるか，意思決定プロセスを適切に進めて選択することが大切である．

　その際，医学的介入の直接的な身体的効果だけでなく，透析療法が患者の生活と人生にとってどのような意味をもつのか，患者側と医療側が情報を提供しあって総合的に検討し共同で意思決定に至ることが望ましい．

　こうした共同意思決定を支援するため，筆者らは腎臓病専門の医療者との協働で意思決定支援ツール『高齢者ケアと人工透析を考える―本人・家族のための意思決定プロセスノート』[10]を開発した．

　同ノートは両者間のコミュニケーションを促進し，患者の人生・生き方・価値観などを踏まえ，今後の生活・人生をどのように生きたいかを明確にしつつ，患者にとって最善の選択に至る意思決定を支援することを意図している．各種透析療法に関する医学的な情報をはじめ，透析療法を終了するという選択肢の意味や末期の身体症状とケアの方法，看取り・グリーフケアの情報も含まれている．ACP を実施する際のサポートツールともなる．

文献　　1) 日本老年医学会. フレイルに関する日本老年医学会からのステートメント. 2014. http://www.jpn-geriat-soc.or.jp/info/topics/pdf/20140513_01_01.pdf
2) Morley JE, Vellas B, van Kan GA, et al. Frailty consensus: A call to action. J Am Med Dir Assor. 2013; 14: 392-7.
3) Pal LM, Manning L. Palliative care for frail older people. Clin Med. 2014; 14: 292-5.
4) NHS. Safe, compassionate care for frail older people using an integrated care pathway: practical guidance for commissioners, providers and nursing, medical and allied health professional leaders. 2014. http://www.england.nhs.uk/wp-content/uploads/2014/02/safe-comp-care.pdf
5) Tamura MK, Covinsky KE, Chertow GM, et al. Functional status of elderly adults before and after initiation of dialysis. N Engl J Med. 2009; 361: 1539-47.
6) Jassal SV, Chiu E, Hladunewich M. Loss of independence in patients starting dialysis at 80 years of age or older. N Engl J Med. 2009; 361: 1612-3.
7) Hall RK, O'Hare AM, Anderson RA, et al. End-stage renal disease in nursing homes: a systematic review. J Am Med Dir Assoc. 2013; 14: 242-7.
8) 会田薫子. 長寿時代のエンドオブライフ・ケア―フレイルの知見を臨床に活かす. 日本腎不全看護学会誌. 2015; 17: 37-44.

9) 谷澤雅彦, 柴垣有吾. 日本人透析患者, 特に高齢者は導入後早期死亡が高く, 身体活動度と強く関連する―予後良好であるはずの日本人透析患者のジレンマ. 聖マリアンナ医科大学雑誌. 2016; 44: 7-12.
10) 大賀由花, 齋藤　凡, 三浦靖彦, 他. In: 清水哲郎, 監修, 会田薫子, 編. 高齢者ケアと人工透析を考える―本人・家族のための意思決定プロセスノート. 東京: 医学と看護社; 2015.

（会田薫子）

3 高齢者の療法選択

②高齢者ケアに必要な視点―人間における倫理の成り立ち
《皆一緒》と《人それぞれ》のブレンド

　高齢者の腎不全への対応に限らず，医学的およびその周辺の対応を選択するプロセスは，臨床倫理の核心となる検討対象である．そのプロセスは，医療従事者が患者本人および家族とコミュニケーションを通して合意を目指すものであり，そのプロセスの倫理的適切さが，選択の適切さの要となる．そもそも倫理とは人間同士の関係における事柄であり，互いに相手に対してどのような姿勢で，相手をどのように理解しつつ，どのように働きかけ，また働きを受けるかというあり方についての，社会的要請に他ならないからである．

　意思決定のプロセスにおけるコミュニケーションのあり方について根本的に考えるためには，私たちの社会で一般に成り立っている倫理の構造について理解する必要がある．以下ではこの点について少し立ち入って考えることとする．

《皆一緒》と《人それぞれ》の並存

　私たちは日々，多くの人と交流し，さまざまなやりとりをしている．その際に，相手に対してどのように振舞うかということについて，さまざまな［相手に向かう姿勢］と［状況の把握］を組み合わせて，対応の仕方を選んでいる．その組み合わせのもっとも基本的な対として，2つの両立しないように思われるものが並存している．

　1つには，相手を「私と同じ・一緒だ（仲間だ）」と看做す把握があり，これには「互いに支え合って生きよう」という姿勢が伴っている．この対とそこから生じる行動の様式は，《皆一緒》という表現が適切に表しており，「同の倫理」とよぶことにする．もう1つには，相手を「私とは違う・異なる」と見る把握があり，これに（違うけれども喧嘩しないで平和にやっていくことを目指すならば）「互いに干渉せずに，別々に生きよう」という姿勢が伴って対になる．このような対とそこから結果する振舞いは《人それぞれ》という表現が表すものであり，「異の倫理」とよんでおく．

現在の結果から遡って，歴史的経緯を推測すると

《皆一緒》という人間関係における対応のあり方は，人間が小さな群れ単位でサバイバルを図ってきた長い歴史を通して形成された，群れの成員に要求される対応の仕方だと考えられる．他方，《人それぞれ》という対応のあり方は，群れが別の群れとの間で，縄張り争いをしないで，平和的に共存していくために有効な対応の仕方として見出された知恵だったと推定できる．小さい群れがいくつも並存していた時代には，群れ内部では同の倫理，よその群れとの間では異の倫理が活きていた．つまり「身内」「内々」での行動様式と「よそ者」に対する行動様式とが区別されていた．この区別は今でも，家族内の関係と「よその人」への対応の違いとして残っている．

ただし，現在私たちが生きている社会は，小さい群れがあちらこちらに散らばっているといった原初的な単純なものではなく，巨大で複雑な構造になっている．それに応じて，私たちが関係する個々の相手も，端的に「身内」でも，端的に「よそ者」でもない，両者の要素が混じり合ったあり方をしている．そこで，あらゆる人間関係において，私たちはこの2つの対を相手との距離に応じたバランスでブレンドして対応するようになっている．倫理的に適切な振舞いは，相手との距離に相応しい割合で，両者をブレンドした対応だと考えると，現状をよく説明できる．

図1に，2つの対のブレンドのあり方を示す．たとえば，距離が近い関係の典型は家族である．家族内では《皆一緒》という対応の仕方が今でも支配的である．そこでは，「助け合う」あり方が発揮されており，その際に「相手によかれと思って」行動するが，その際に「相手の意思を確かめよう」という姿勢は弱い．また，何が相手にとって最善かについて，権威があると看做されている者の判断に従うのが正しいとする傾向がある（原初的なパターナリズム）．

他方，疎遠な関係においては《人それぞれ》が支配的である．裁判で争うような間柄では，互いに自らの権利を主張し，権利と権利の間の境界線（＝縄張り）をどう引くかが問題となる．ギブ・アンド・テイクという考え方が支配的な，商取引やサービスも「それなりの料金を払っていただければ，ご希望通りにいたしますよ」と，文字通り「自律尊重」が支配的である（相手にとって「よかれ」と思う要素はない—よかれと思うことがあれば，それはそのように考えた方が結果として自分の利益が増すからである）．個人の自由が最大の価値と考えられ，制限

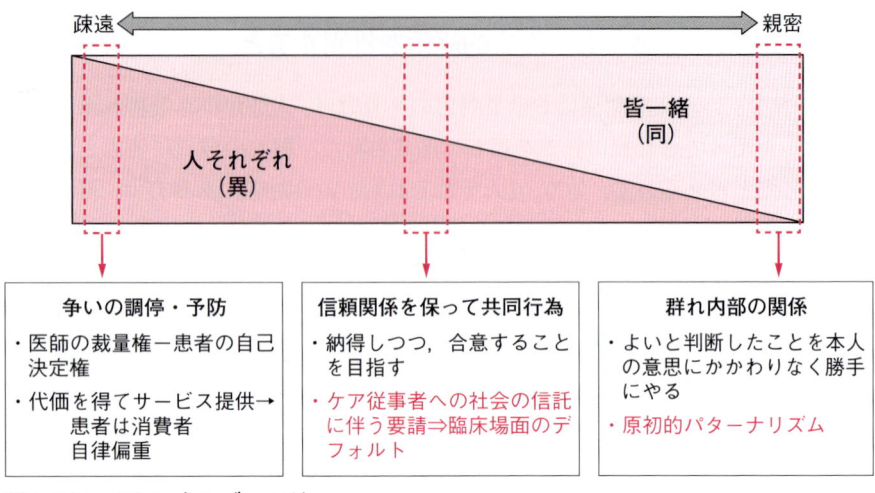

図1●2つのあり方のブレンド

は，社会的に周囲に害を及ぼす場合にのみかかる（他者危害禁止）.

　この両極端の間で，「同じ職場で働く者」,「同じ県民」,「同じチームのメンバー」といった何らか「同じ」であるが，「他人」でもある関係においては，《皆一緒》と《人それぞれ》が距離に応じた割合でブレンドされる.

医療従事者‐患者・家族関係における《皆一緒》と《人それぞれ》

　現代の医療において，医療従事者と患者本人・家族との関係においては，《皆一緒》と《人それぞれ》を適切にブレンドすることが社会的に要請されている. 医療従事者と患者本人・家族とは通常見知らぬ同士であり，《人それぞれ》に傾く関係であるが，社会の信託をうけて医療の専門家として行動する際には，《皆一緒》をそれなりにブレンドすることが役割上要請される. そもそも医療を含むケアという活動が《皆一緒》が支配的な群れ内部の助け合いに遡源するものだからである. 実際，大方の医療従事者は，単に報酬目当てに治療をするのではなく，相手によかれと思い，医療活動を担うことによって皆のよい状態（well‐being）に貢献しようとしている. また同時に，医療従事者は現代では，患者の意思を尊重しつつ，治療をするように社会的に要請されてもいる. つまり，《人それぞれ》をブレンドしなければならない.

質の高い《人間尊重》へ

たとえば，医療者は患者Pさんに対してAという治療が最善だと考えているが，Pさんは「それは嫌だ」と言っている，というような場合を考えよう．

医療者たちは，治療AはPさんにとって最善なのだから，これをPさんに実行したいと思う．PさんがAの実施をOKしてくれないかな，と思う．このようにして《皆一緒》という姿勢が活性化している．しかし，他方で，本人が嫌がっていることを強行するのはまずいとも思っている．《人それぞれ》という姿勢も活性化しているのである．こうして，両方の姿勢から結果する「どうするか」が一致しないので，ジレンマ状態になる．

このように考えると，このようなタイプのジレンマは，《皆一緒》と《人それぞれ》という両立しない2つの姿勢が人間同士の間に並存していることに由来しているのである．人間関係の倫理の基本的構造が，このようなジレンマを結果しているのである．このようなわけで，この種のジレンマが起きることは避けられないことで，倫理的にまずいことではない．しかし，だからといってジレンマをこのまま放置してよいわけでもない．

ジレンマをどう乗り越えていくかも，以上の《皆一緒》と《人それぞれ》という理解から導出される．図2はジレンマを感じるところから出発している．《皆一緒》からすると「相手にとってよいと思うことをしたい」が，《人それぞれ》から

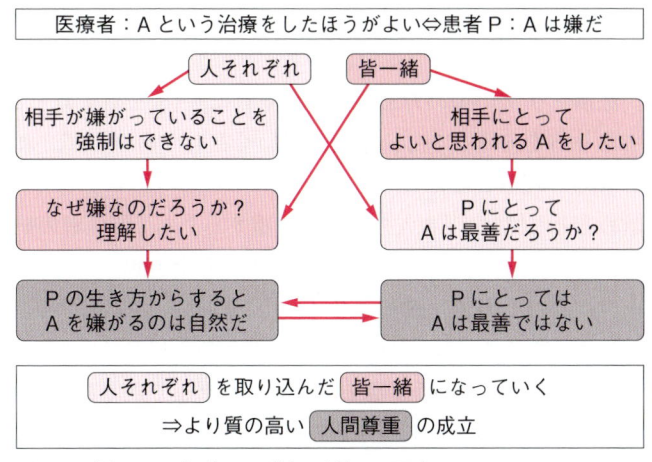

図2● 《人それぞれ》と《皆一緒》の両立

すると「相手が嫌がっていることを強行できない」.

さて，ここで《人それぞれ》からする「嫌がっていることを強行できない」で終らせないで，《皆一緒》を働かせるのである. すなわち.「なぜ嫌なのだろうか？理解したい」というように. また，《皆一緒》からする「PにとってよいAを実施したい」で終わらせないで，ここに《人それぞれ》を働かせるのである. すなわち，「本人にとっても，Aは最善なのだろうか？」と.

ここから先は，場合によってさまざまだが，図2にはこのように考え進んだ結果,「Pさんが嫌がるのはもっともだ」となった場合を示してある. このように《皆一緒》と《人それぞれ》が相互に働くことによって，より高度の倫理的姿勢が成立する.

▌臨床倫理の基礎となる考え方

以上のことをベースにして，社会の仕組みになった医療に携わる際に，社会的に要請されていること，つまり医療・ケアの倫理を考えることができる. まず，「ケアをどのように進めるか（進め方）」と「ケアにより何を目指すか（目的）」という2つの座標軸を立てて考える.

《人それぞれ》からは，進め方としては，「本人の意思を尊重する」，目的としては「本人の価値観を物差しにして，本人にとっての最善を判断する」が抽出できる. また，《皆一緒》からは，進め方としては「納得・合意を目指す」が，目的としては,「共通の価値観を物差しにして，ケアの相手にとっての最善を目指す」が抽出できる.

ここから，医療・ケアの進め方と目的それぞれに，《人それぞれ》と《皆一緒》から帰結するあり方をミックスし，総合していくというあり方が，より洗練された倫理として求められることになる.

つまり，進め方としては，「本人の意思を尊重する」と「関係者の納得・合意を目指す」との双方が，また，目的としては，「本人の価値観」と「共通の価値観」の双方がベースになり，双方を調和させていくプロセスが提示される. ただし，目的については「共通の価値観」自体がすでに両者のミックスによって洗練され,「反社会的でない限り，本人の価値観を認める」となってきており，「全体で行う評価に従え」と個人を束縛するあり方からは脱してもいる.

加えて，社会として行う医療・ケアを，医療・ケア従事者たちは社会の信託を

表1●医療者の倫理的姿勢＝臨床の倫理原則

〔活動の進め方〕	**人間尊重**（相手は人だ/ものではない） ―人それぞれ→自律尊重 ―皆一緒　→ケア的態度，共感，理解/納得・合意を目指す
〔活動の目的〕	**与益**（相手の益になるように/害にならないように） ―益害の物差し　皆一緒　→共通の価値観 　　　　　　　　人それぞれ→個人的価値観
〔社会的視点〕	**社会的適切さ**（社会として行う医療を適切に実施） ―人それぞれ→公平・公正（正義）　×第三者への不当な害 ―皆一緒　→皆のよい状態（well-being）のために皆で負担

受けて担っているということから，社会的な視点に立って，自分たちが行う医療・ケアをチェックするということが倫理に加わる.

　以上をまとめると表1のようになる. これは倫理原則とよぶことができるが，以上のような流れで成立したものであり，「この原則に従って行動せよ」というものではなく，《皆一緒》と《人それぞれ》という姿勢を適切にブレンドして対応していくという基本的な意味を理解することが肝要である.

　高齢者の腎不全が進行して，透析療法の導入が検討課題になった場合，医療者と本人・家族との人間関係に留意し，このような考え方で意思決定プロセスを進めていくことが期待される.

（清水哲郎）

6章

高齢者

1 総論

　医療技術・保険・衛生環境向上などから慢性疾患へと疾病構造が変化し，我が国では人口の 25.1％が高齢者となる未曾有の高齢化社会に突入した[1]．加齢に伴い腎機能の低下を認めやすいことから，高齢者の増加により慢性腎臓病（chronic kidney disease: CKD）の占める割合は増加し，2007 年の時点で 65 歳以上の男性の約 30％，女性の約 40％と報告される[2]．また我が国における慢性透析患者の導入時平均年齢は，1988 年の 56.9 歳から 2014 年には 69.0 歳へと 26 年間に約 12 歳高齢化し，2014 年の透析導入例 38,327 人中，65 歳以上の高齢者は 26,143 人と 68％を占めており，今後も増加が予測される[3]．

　別項で述べたように，PD 診療を行う際には 2 つの患者層があることを意識する必要がある（58 頁参照）．主体的な自立支援としての自己管理を目指す患者層と医療依存度の高くなる患者層（高齢者 PD）である．

　高齢者 PD を実践していく上で，
①高齢患者特有の問題（心理面・身体面）
②家族（支援者）支援
③ハード面の整備（在宅地域医療連携構築）
の 3 つのポイントが重要である．高齢腎不全患者の抱える問題は身体的にも社会的にも多岐にわたり，支援者も含めたサポート体制が必要となる．地域医療共同体で支えていく仕組みづくりがより重要となる．本章では，基幹病院および地域の実践を紹介したのち，身体面の特徴（サルコペニア/フレイル），患者および支援者の心理，最後に高齢者医療のトップランナーとしての日本の現状と今後について述べていく．

■ ポイント

高齢 PD 患者の診療においては,
- 段階が存在すること: アクティブシニア, 虚弱化高齢者, 在宅医療被提供者を認識しながら, 医療者は以下の視点を意識する.
- 患者本人: 衰え（体力, 気力）を支える
- 支援者: リアリティを表出させ, 負担がないように調整する

したがって, 以下の点が重要である.
- 病院スタッフは, 地域医療の一員という意識をもつ
- PD 看護師は, 治療と生活をコーディネートする視点で, ケアプランの組み立てを支援する

文献　1）内閣府. 平成 26 年版高齢社会白書.
　　　2）Imai E, Horio M, Iseki K, et al. Prevalence of chronic kidney disease（CKD）in the Japanese general population predicted by the MDRD equation modified by a Japanese coefficient. Clin Exp Nephrol. 2007; 11: 156-63.
　　　3）日本透析医学会統計調査委員会. 図説わが国の慢性透析療法の現況. 2014 年 12 月 31 日現在. 2015.

〈上條由佳〉

2 基幹病院の実践

基幹病院の役割

　慢性疾患や高齢化への対応が喫緊の課題になっている一方で，終末期は住み慣れた地域，家族と人間らしく過ごしたいという希望が圧倒的に多い（図1）．これら地域回帰や限られた入院病床などを考慮すると，在宅医療の推進，そのためには地域在宅医療連携が不可欠と考えられる．急性期から慢性期病院，地域の診療所や在宅医，訪問看護ステーションまでが，連携拠点を軸にしてつねに情報共有と連携を行っていくことで，医療から介護までのスムーズな可逆的流れを構築していくことが理想となる（図2）．基幹病院というのは，あくまで在宅地域医療チームの一員であり，つねに連携を保っていくという意識は重要である．ただ，実際の最大の問題点は基幹病院と在宅医療との連携不足であり，基幹病院の医師との連絡が取りづらいことが最大の弊害となっている[2]．入院中，退院後も顔の見え

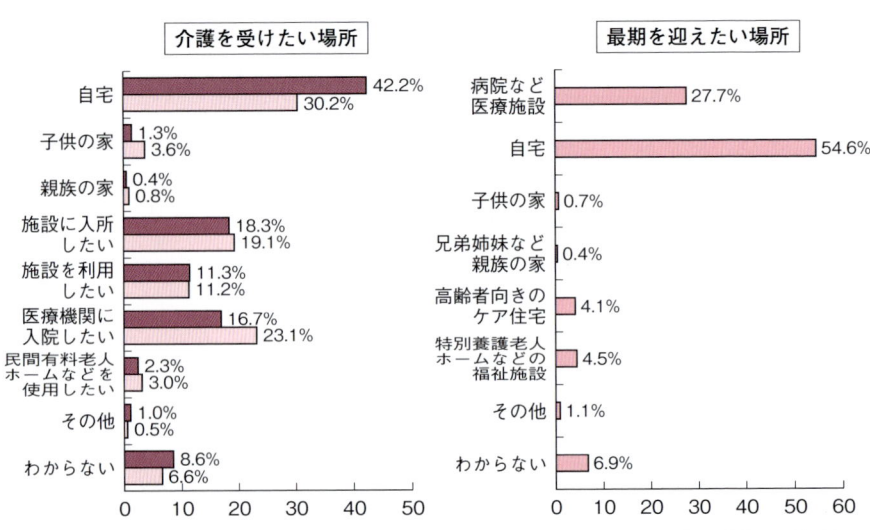

図1●終末期医療に対する意識（終末期医療に関する意識調査等検討会報告書[1]より改変）

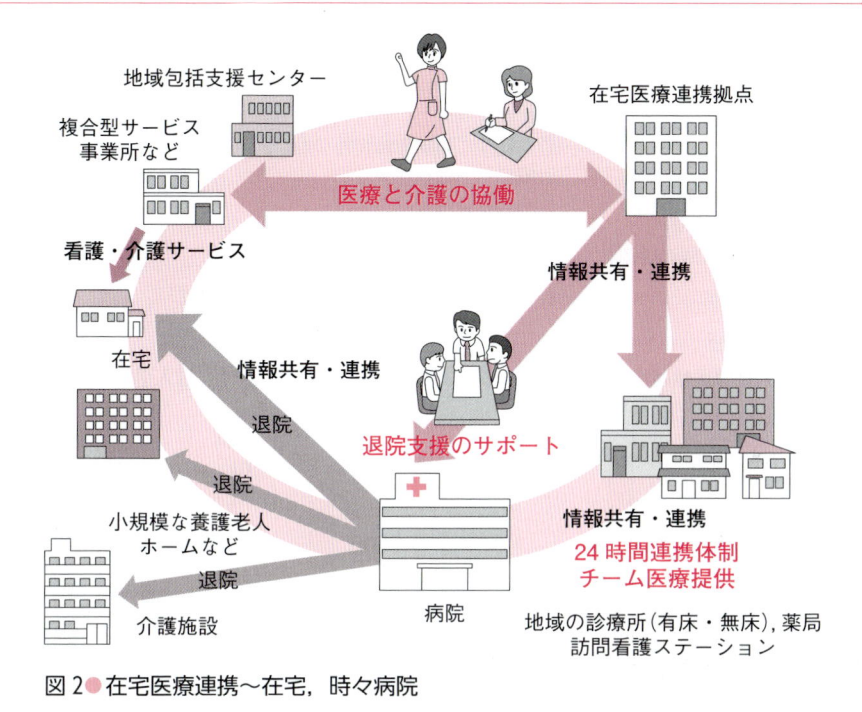

図 2●在宅医療連携〜在宅，時々病院

る連携のとりやすい環境づくりを基幹施設の方から意識して取り組むことが重要ではないだろうか．

高齢者 PD の実践

　高齢者 PD のメリットを表 1 に示す．また，高齢者 PD は若年患者より technique survival が良好であることや QOL での優位性が報告されている[3]．

　当院では，PD 導入前から継続的に地域医療連携をシステムに取り込む（106 頁参照）ことで，地域医療連携率は 0％だったものが 75％まで増加した．その結果高齢 PD 患者の導入も容易になり，高齢者率は 33％から 55％まで増加した．在宅医療連携を行うことで高齢者も安心して PD を選択できるようになることが伺える（図 3）．

　東京では 400 もの訪問看護ステーションの登録があるものの，連携不足も課題として挙げられることから，その要因を探った（図 4）．当院で高齢 PD 連携を行っ

表1●高齢者 PD のメリット

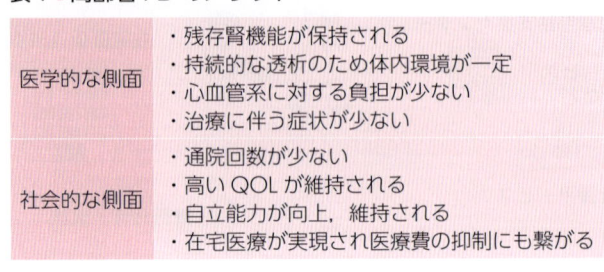

医学的な側面	・残存腎機能が保持される ・持続的な透析のため体内環境が一定 ・心血管系に対する負担が少ない ・治療に伴う症状が少ない
社会的な側面	・通院回数が少ない ・高い QOL が維持される ・自立能力が向上，維持される ・在宅医療が実現され医療費の抑制にも繋がる

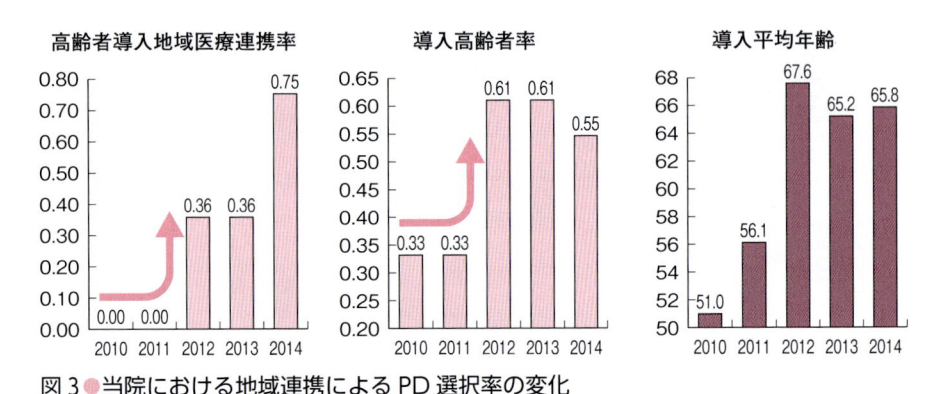

図3●当院における地域連携による PD 選択率の変化

た施設にアンケートをとったところ，これまでの経験はあまりないところが多く，当初は受け入れに不安があった施設もあったが，実際に受け入れることで不安は減り，全施設が次回以降は積極的に受けたいと答えられた．また意識向上に最も効果的な要因は実際の患者受け入れであり，バックアップ体制や顔の見える連携が重要であることなど，地域のニーズが可視化された．診療の場が異なっても同じ視点で患者・家族を中心に継続的に支えていくための仕組みを，それぞれの地域に沿った形で構築していくための工夫が求められる．

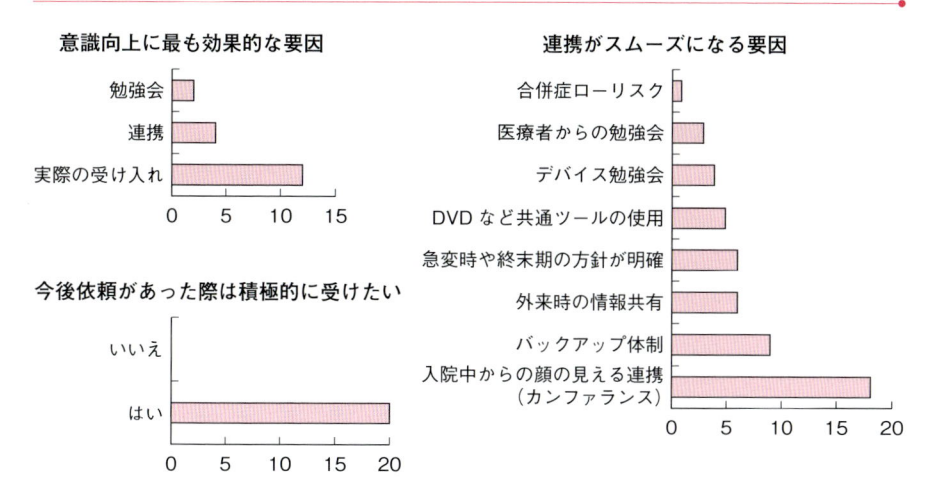

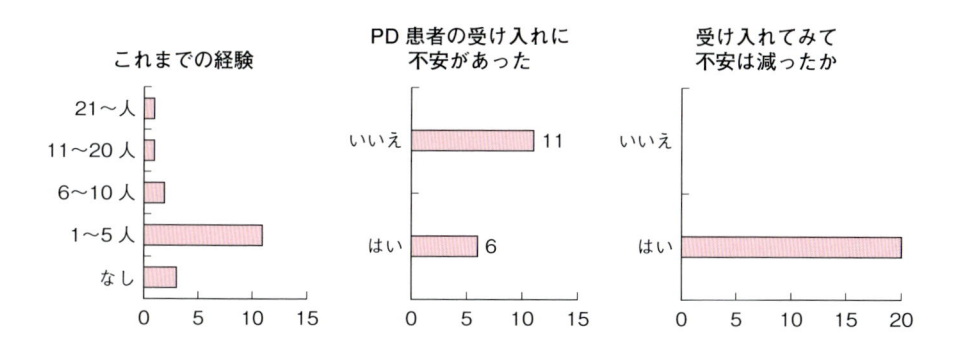

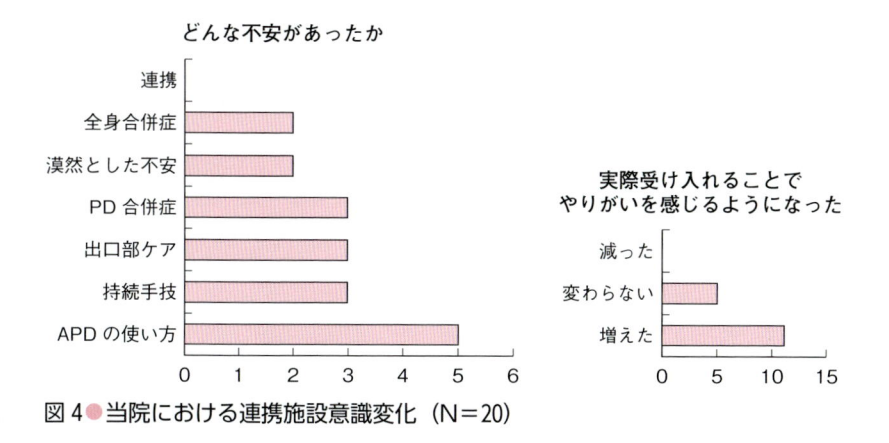

図4●当院における連携施設意識変化（N＝20）

文献
1) 厚生労働省終末期医療に関する意識調査等検討会. 終末期医療に関する意識調査等検討会報告書. 平成 26 年 3 月.
2) 株式会社三菱総合研究所. 居宅介護支援事業所及び介護支援専門員 業務の実態に関する調査報告書. 平成 21 年度老人保健健康増進等事業.
3) Gorban Brennan N, Kliger AS, Finkelstein FO. CAPD therapy for patients over 80 years of age. Perit Dial Int. 1993; 13: 140-1.

（上條由佳）

JCOPY 498-22429

3 その人らしく在宅生活を送るために —退院支援に必要なこと

　高齢化社会の到来に伴い，腎不全患者の新規導入は 75 歳の後期高齢者が最も多いことが報告されている[1].

　高齢透析患者は腎不全に加えて脳血管障害，虚血性心疾患，視力低下，聴力低下，関節症，うつ，痴呆などさまざまな身体的合併症をもつことが多い．導入当時は日常生活も自立し，軽度の介助のみで療養生活を営むことが可能であった高齢患者も，合併症などで入院加療となった際，入院中にさまざまな機能が低下し，医療面のみならず生活面を含めた多面的な管理やケアが必要となることも少なくない．そのため，住み慣れた自分の家に早く退院して帰りたいと願いながらも，在宅生活に戻るのに，本人も家族も不安を抱えてしまうと訴えられるケースが多いのも事実である．

　疾病を抱えての生活には，医療との関わりは重要であるが，医療だけではその人の地域の生活をすべて支えることはできないことを医療者は認識することが望まれる．すなわち安心して在宅での生活を続けられるように，医療・介護・福祉の多職種が互いに連携するチームケアの充実こそが，医療面のみならず生活面を含めた多面的な管理やケアを必要とする高齢 PD 患者には欠かせない．退院後に始まる長期の療養生活に対しても，専門的な立場から援助し，退院後の患者宅での医療生活についても連携して支援することは医療の責任である．

　今後特に増加が見込まれる高齢 PD 患者が，地域社会で在宅での生活を継続するための，在宅支援体制の構築方法について，地域に戻るための生活基盤をつくるプロセスを行った事例を紹介しながら，コーディネータとして機能することが期待される PD 看護師の役割について解説する．

対象

● 症例 1

症例 1 70 代後半女性，CKD G5D（APD＋1/週 HD）
【本人】
〈合併疾患〉
・脳梗塞後遺症にて要介護 5
・ほぼ床上
・糖尿病
〈本人の生きがいや思い〉
・家でのんびりして少しでも長生きしたい
・子どもたちが仲よくやってほしい
【支援者】
・夫：死別
・長女と長男 vs 次女と三女，に対立．次女および三女と同居．
・家族の関係性，住居，リハビリ，総合調整目的に地域密着型クリニックに
　転院．

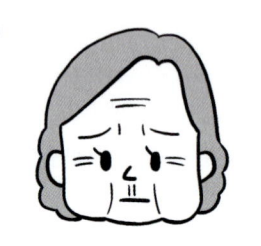

　転入後，HD＋PD にて状態安定．転入時はほぼ寝たきり状態であったが，在宅に戻ってからの生活について，本人がイメージできるように何度も伝えていくことで，リハビリを意欲的に行うようになり，ADL も向上し，介助でベッドから車いすへの移乗も可能となった．退院後，次女・三女と同居予定であり，娘 2 人は日中仕事で留守になることから，娘の介護に対する心配事を解消するために，家族の支援体制についても確認しながらケアマネージャーを交えて退院前の在宅サービスの調整を行った．訪問看護・ヘルパーの導入を計画し（図 1），介護保険区分変更申請などを行い，同居する次女・三女に APD 操作と出口部ケアを指導．およそ 1 カ月の入院期間を経て退院となる．訪問看護には APD 終了後の切り離しと排液，PD 記録，当日夜から開始する APD のセット，出口部ケアのほか，ADL が低下しないように，リハビリも依頼．週 1 回の HD は当初は家族の強い希望により基幹病院で実施していたが，その後，自宅近くの送迎サービスのある HD 施設に移行し，在宅 PD 療法を継続．

症例1　77歳　女性　週間予定表

	月	火	水	木	金	土	日	
0:00	APD	APD	APD	APD		APD	APD	☆訪問看護依頼内容
1:00								バイタルチェック　排液
2:00								および排液状況確認
3:00								
4:00								APD記録ノート記入
5:00								APD取り外し
6:00	娘さん(オムツチェック　体位交換　朝の血圧測定　血糖測定　インスリン)							出口部ケア　点眼
7:00	朝食	朝食	朝食	APD終了	朝食	朝食	朝食	腹膜炎・脱水などの症状
8:00				朝食				確認　全身状態の確認
9:00				血液透析				血糖・インスリン管理状況の確認
10:00	APD終了	APD終了	APD終了			APD終了	APD終了	
11:00	ヘルパー(食事準備　排泄チェック　服薬確認)							
12:00								介護用ベッド　エアーマット使用
13:00	訪問ナース	娘さん 次女	訪問ナース		訪問ナース	娘さん 三女	娘さん 次女三女	車いす
14:00								
15:00	訪問リハビリ			昼食	訪問リハビリ			
16:00								
17:00								
18:00	ヘルパー(排泄確認　体位交換　清拭　入浴介助など)							
19:00	娘さん(夕食　薬内服確認　APDセットなど)							
20:00			APD開始					
21:00								
22:00	APD開始	APD開始			APD開始	APD開始	APD開始	
23:00								

図1●症例1 週間予定表

● 症例 2

症例 2　80 代男性，CKD G5D（自動腹膜灌流：APD）

【本人】

〈合併疾患〉

・脳梗塞による右不全麻痺

・転倒による第 3 腰椎圧迫骨折，大腿部頸部骨折

・上記加療中に PD 導入

・要介護 5

【支援者】

・次女と 2 人暮らし．長女は他県居住，時々介護を手伝いに来る．

・次女の思い：幼少期から厳格な父，父に従うものと思っている．

・病状安定後，在宅生活調整目的で転院．

・介護者の次女はフルタイム勤務．7 時〜19 時不在．

・住居，リハビリ，総合調整目的に地域密着型クリニックに転院．

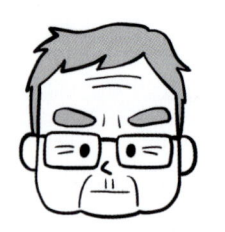

　およそ 1 カ月の入院期間中，退院調整を行った．主たる介護者の次女はフルタイム勤務で，7 時から 19 時までは留守になり，その間は独居状態となる．家族が病状や退院後の生活などについてどのように理解されているのかを確認するため，次女に話を伺うと，父親を自宅に引き取る自信がなく，家で看るという覚悟は正直ないと話された．ADL が低下している上，PD という治療のサポートもしなければならないといった負担感があるものの，もともと父親が言いつけたことには絶対に従わなければならない！という父親絶対主義のような親子関係があり，父親本人が PD を選び，自宅に帰って治療を続けることを望んでいるのだから，娘の自分たちには受け入れるしか仕方がないという．

　そこで医療を受けながら自宅で生活することを，本人と家族が『具体的にイメージ』できるようにすることが，不安を軽減させることにつながると考え，当院入院の目的を再確認した．入院中から在宅生活を想定して退院後の生活に合わせて，コーディネートしていくことが転院の目的である．介護負担を少なくすることを入院中から検討し，実際の在宅支援体制を整えてから退院になることを，他患の例などを提示して伝えることで，次女も少し安心したようであった．

　その後，入院中に次女の生活時間に合わせて PD メニューを調整した．次女が

症例2　82歳　男性　週間予定表

時刻	月	火	水	木	金	土	日	☆訪問看護依頼内容
0:00		APD	APD	APD		APD	APD	
1:00								バイタルチェック　排液および排液状況確認
2:00								
3:00								APD記録ノート記入 APD取り外し
4:00								
5:00								
6:00	娘さん(オムツチェック		体位交換	朝の血圧測定)				出口部ケア　排便コントロール(浣腸)
7:00								
8:00								腹膜炎・脱水などの症状確認　全身状態の確認
9:00		訪問ナース		訪問ナース		娘さん	娘さん	24時間緊急対応希望する？
10:00	ヘルパー(食事準備　オムツチェック　服薬確認　排液タンク処理　APD片付けなど)							
11:00								介護用ベッド　エアーマット使用
12:00	訪問リハビリ		訪問リハビリ			訪問入浴		車いす
13:00						出口部		
14:00	ヘルパー(清拭　足浴　手浴　オムツ　おやつの準備　居室の整理など)							食事は基本　1日2食で(AM,PM)　15時頃おやつ
15:00								配食サービスの利用
16:00								物品の在庫確認は誰がするか(娘さん？　訪問ナース？)
17:00	ヘルパー(おむつ確認　体位交換)							
18:00	娘さん(夕食　薬内服確認　APDセットなど)							
19:00	APD開始		APD開始		APD開始	APD開始		
20:00								
21:00								
22:00								
23:00								

図2●症例2 週間予定表

帰宅後に APD を開始し，翌朝，体交，オムツチェック後に出勤．日中の APD 終了に合わせて訪問看護が入り，その後にヘルパーが入ることで排液の処理や APD の片づけはヘルパーに依頼．また，PD のない平日も，ヘルパーは食事や排泄介助で日に 3 回訪問する．このように実際の生活に沿ってケアプランを具体的に検討し，ケアマネ，家族に退院前カンファレンスで提案（図 2）．次女の負担を考慮して，配食サービス，エアーマットの使用も加え退院となった．その後は在宅診療，訪問リハビリも導入された．

結果と考察

　要介護状態で，家族の都合で日中は独居状態になる高齢 PD 患者 2 例を提示した．身近なキーパーソンが働き盛りで日中不在であれば，一般的には在宅 PD 療法は困難と考えられるのかもしれない．たしかに高齢患者の場合は，日常生活においては自立困難なことも多く，医療のみならず生活介護環境の整備も必要である．さらに，患者の治療面だけではなく，家族を含めた生活状況や精神負担などを十分に把握することもおろそかにしてはならない．

　在宅での生活状況を整え，生活に密着したサポートを行うためには，特に在宅療養で必要となる“介護の手間”について検討しなければならない．主たる介護者が不在である時に不安要素は何か，必要なサービスは何か，患者や家族の生活スタイルや，介護度などによってそれらは多種多様である．

　そこで，ニーズプランチェック表（図 3，4）を用いて，患者ができることとできないことを見極め，まずはできないことを抽出する．このチェック表は，デイリーケア（日々のケアで必要なこと），ウィークリーケア（およそ週単位で必要なケア），クオリティーケア（生きがいや目標の確認など）の内容を確認しながら，ケアが必要なこととそうでないことの実際を把握し，誰がどのように援助すればそれが実現するのかを検討することができる．日常生活の動作の中で健常者が当たり前にできていることでも，障害を抱えている人にはケアが必要なことが多い．そういった 1 つ 1 つのニーズに対して，このチェック表で確認することにより，あとは現状での不足の内容をどのようにカバーしていけばよいのかを考えるだけになる．そして援助が必要なことと，誰がどこでどのように援助すればよいのかを吟味し，およそ 1 週間の生活と治療をプランしてみる．

　まずは食事．誰が用意して，どのタイミングで食事をするのか．内容，量，介

	確認事項	要ケア・ケア不要 ○・×	実際の状況 ○誰が・×	今後の計画 いつ，誰が
デイリーケア	年　月　日　患者名(　　　)殿			
①モーニングケア	1. 起床			
	2. 洗面			
	3. 歯みがき			
	4. 整髪, 化粧			
	5. 髭剃り			
	6. 清拭・シャワー浴			
	7. 陰部洗浄・清潔			
	8. 着替え			
	9. 移動			
	10. その他			
②食事ケア	1. 炊事			
	2. 姿勢セット			
	3. 介助			
	4. 後片付け			
	5. 服薬援助			
	6. 口腔ケア			
③排泄	1. トイレ介助			
	2. オムツ交換			
	3. 尿便器整理			
④移動	1. 座位援助			
	2. 椅子などへの移動			
	3. ベッドへの移動			
	4. 体位変換			
⑤おやつ	1. おやつ・お茶			
	2. 移動			
	3. おしゃべり			
⑥イブニング	1. トイレ援助			
	2. 洗面			
	3. 着替え			
	4. ベッドなどへの移動			
	5. 周囲セット			
⑦家事	1. ゴミ出し			
	2. 周囲整理整頓			
	3. その他			

図3●ニーズプランチェック表①

確認事項			要ケア・ケア不要	実際の状況	今後の計画
			○・×	○誰が・×	いつ，誰が
ウィークリーケア		1. 洗濯　　　干す			
		たたむ			
		収納			
		2. 掃除　　　居室			
		その他			
		3. 買い物　　食品			
		日用品			
		その他			
		4. 入浴・清拭　準備			
		移動			
		洗体			
		5. 爪切り			
		6. リハビリ			
		7. 通院送迎			

ニーズプランチェック　　　　年　　月　　日　患者名（　　　　　）殿

			本人の希望	実際の状況	ケア計画
クオリティーケア		散歩			
		墓参り			
		帰省			
		散髪・美容院			
		趣味			
		旅行			
		外食			
		自分で買い物			
		観劇・コンサート			
		会いたい人に会う			
		宗教活動			
		その他			

図 4 ● ニーズプランチェック表 ②

助の有無など細かなことも配慮して，食生活をしっかり整えることが大事である．

治療の開始や終了のタイミング，必要な透析量に応じて，生活も考え，治療メニューの微調整も必要になる．排泄，保清，服薬の管理など必要なサービスを検討しながら，在宅生活をイメージしてアレンジする．

介護者の負担も退院と同時に増えていく．調理，買い物，ゴミ処理，洗濯，掃除といった生活に関わる実際の手間が，患者の退院直後から在宅療養と同時に進行する．治療面においても，治療物品の管理，段ボールや排液の処理など，さまざまな仕事が生活の中に上乗せされる．退院と同時に介護者の負担が増えるという現実を，医療者は充分に理解しなければならない．

このように退院調整を図ることで，主治医や在宅スタッフと連携し最適な治療プランや介護サービスを導入し，患者，家族ははじめて安心して在宅に戻ることが可能になる．

在宅生活のサポートがしっかりと整い，在宅スタッフが支えることにより，治療はもちろん，日々の生活在宅は順調となり，PD治療を受けながらも自分らしさを取り戻し，ますます元気に本来の能力を発揮する高齢者は多い．

さらに，患者の日常生活を支える介護スタッフの存在は，日々の小さな変化を見逃さないためには重要であり，社会資源の不足状況にある患者の介護サービスの充実を図るためには，ケアマネージャーや訪問ナースといった在宅に関わるスタッフとの連絡や相談は欠かせない．

医療を継続しながら，自宅で生活することを選択された，高齢PD患者と家族の『生活』に視点をおき，退院後の在宅生活をイメージしながら，社会資源について必要な情報を整理し，退院前にきちんと調整する．その際，家族が患者の治療と介護に疲弊しないプランをじっくり考え，在宅チームと連携する．このように退院後の在宅生活状況を把握し，個々の患者に応じた診療支援システムを充分に整えるということが重要である．

高齢PD患者の場合は特に病院での治療と同じことを家に帰る患者や家族に求める必要はない．在宅においては生活を優先することが先であり，決して治療に完全を求めないことが，患者や家族の負担も減り，在宅療養生活を安定させることに結びつくのである．

おわりに

　本来の地域医療の目的は，すべての人々が人間としての尊厳が尊重され，住み慣れた地域で最愛の家族や地域の人々に囲まれながら安心していつまでも暮らすことを，医学を通じて実現することにある．患者の在宅での透析生活を安心して継続するためには，特に生活面での支援が大切であり，基幹病院は主に治療を中心とし，サテライト施設は患者の医療と生活に対する支援，すなわち患者の医療と生活の両面に対する継続支援が重要となる．特に自宅での継続した治療を選択する患者や家族には，自宅での生活の意義をあらためて認識する必要性を十分に説明し理解してもらう必要がある．

　患者や家族が安心して在宅 PD 生活を送ることを可能にするために，在宅での療養生活において『何が必要か』を患者や家族の視点に立って，そして寄り添って一緒に考え，基幹病院と連携しながら，地域の多職種と協働して支えることが必要であり，互いの役割分担を明確に認識し，"医療と生活支援のコーディネーター"として機能することが PD ナースの役割である．

文献　　1) 日本透析医学会統計調査委員会．わが国の慢性透析の現況．2014 年度末調査．

（冨田ゆかり）

4 サルコペニア・フレイルを中心とした高齢者の低栄養・身体機能低下

高齢者の加齢に伴う身体機能低下

加齢に伴う一般的な機能低下はさまざまである. 種々の生理・臓器機能低下 (図1), 除脂肪体重減少, 低栄養, 認知機能低下, 咀嚼力低下, 味覚低下, 嚥下機能低下, 視力低下, 活動量低下, 消化・吸収率低下, 経済困難, 社会孤立, 抑うつなど身体・心理・社会生活面の多岐にわたり, それらは相互に影響し合うため包括的な診療や視点が求められる.

高齢者 CKD 特有の病態

これまで述べてきたように, 高齢慢性腎臓病 (chronic kidney disease: CKD)

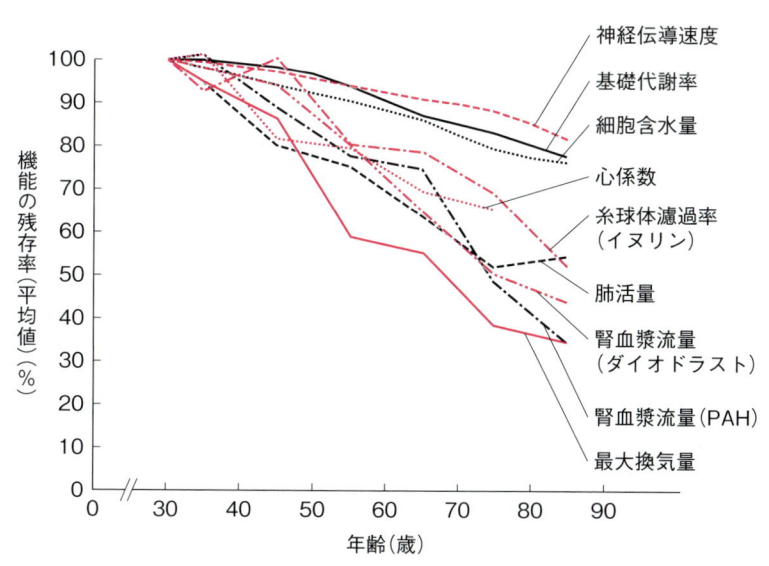

図1●加齢に伴う身体機能低下 (文献1より改変)

患者の増加に伴い，高齢者特有の病態を理解する必要がある．高齢 CKD 患者では末期腎不全（end stage renal disease: ESRD）や心血管疾患（coronary vascular disease: CVD）への進展を防ぐという生命予後改善，良好な quality of life（QOL）を維持するという目的のためには，身体的合併症や認知障害，身体障害，社会生活家族環境，抑うつを始めとした精神心理的問題，介護負担など多面的問題が伴う．また慢性透析患者では栄養障害の頻度は 30〜60％と高いことが認識されており[2,3]，栄養障害が加齢により進行することから高齢者 CKD 患者でより深刻である．低栄養に関連した種々の病態は社会的活動度に加え生命予後，QOL に深く影響を与える因子であり[4]，重要な課題となっている．

PEW・サルコペニア・フレイル

CKD 患者の低栄養は腎代替療法導入前から腎機能悪化とともに徐々に進行するといわれており，その原因として，種々の要因に伴う（下述）摂取量の低下，尿毒症物質の蓄積（悪液質），異化亢進，酸化ストレス，インスリン抵抗性増大，炎症など複数の因子が関連し，エネルギー源や筋肉量が減少すると考えられている．

栄養障害，筋肉量減少，身体精神面低下の状態はそれぞれ（a）protein-energy wasting（PEW）[5]，（b）サルコペニア（sarcopenia）[6]，（c）フレイル（frailty）[7]として概念化されており（表1），これらは低栄養に関連する疾患概念として注目されている．

私たちは高齢 PD 患者においてサルコペニアおよびフレイルの病態が生命予後不良因子となることを報告した（図1）[8]．これら病態の背景には腎不全の病態で一般的な malnutrition-inflammation-atherosclerosis syndrome（MIA 症候群）という概念がある．慢性炎症・低栄養を認める患者は虚血性心疾患や脳血管障害などの動脈硬化性疾患を高率に発症することから，三者を合併した状態は腎不全患者の予後に大きな影響を及ぼす病態として知られており，尿毒症やさまざまな要因による慢性炎症により免疫系が刺激され，炎症性サイトカインの放出が増加，これにより異化亢進，栄養状態の悪化や動脈硬化の進行に寄与，悪循環のサイクルを形成し生命予後不良因子となるのである[9]．

JCOPY 498-22429

表1●PEW・サルコペニア・フレイルの定義

	低下する要素	定義
a) protein-energy wasting (PEW)	栄養状態	下記①～④のうち3項目以上[11] ① 血液検査: ALB<3.8 g/dL, PRAL<30 mg/dL, T-CHO<100 mg/dL ② 体格: BMI<23 kg/m², 体脂肪率<10%, 体重減少（3カ月で5% or 6カ月で10%） ③ 筋肉量: 筋肉量減少（3カ月で5% or 6カ月で10%）, 上腕筋周囲径減少（50パーセンタイルより10%低下）, クレアチニン産生量低下 ④ 食事療法せずに蛋白質摂取量<0.8 g/kg/日, エネルギー摂取量<25 kcal/kg/日が2カ月以上
b) サルコペニア (sarcopenia)	筋肉量 筋力 身体機能	四肢骨格筋量が健全な若年成人の平均値より2標準偏差以下に減少 歩行速度<0.8 m/s 握力<26 kg（男性）, <18 kg（女性）[12]
c) フレイル (frailty)	複合的な 身体・精神面	下記①～⑤のうち3項目以上[13] ① 体重減少 ② 著しい疲労感 ③ 筋力低下 ④ 歩行速度低下 ⑤ 活動レベル低下

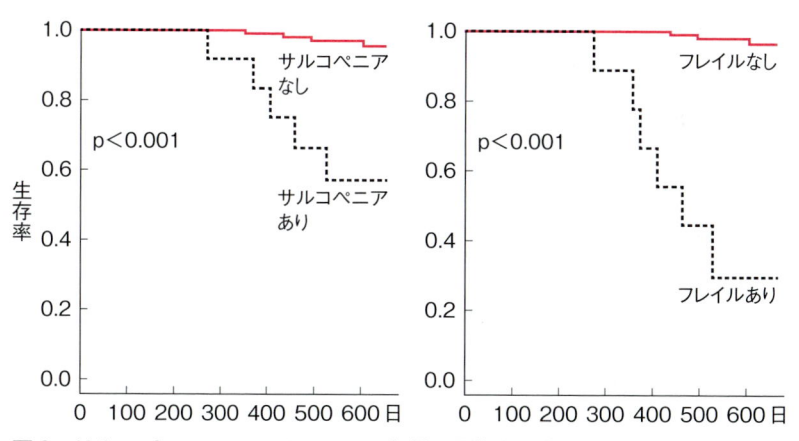

図2●サルコペニア・フレイルはPD患者の予後を悪化させる
(Kamijo Y, et al. Perit Dial Int. 2018; 38: 447-54[8]より改変)

● (a) PEW

　CKD患者の栄養障害（wasting，悪液質，栄養不良，炎症）に関する標準的な定義として2006年に開かれた第12回国際腎栄養代謝学会で提唱された概念であ

る．体蛋白質とエネルギーすなわち脂肪やグリコーゲンの蓄積が減少し低栄養状態を引き起こす病態である．この病態の原因には炎症のみならず，異化亢進，透析液からの栄養素の喪失，代謝性アシドーシス，内分泌的異常などが関連する．

　PEW の診断基準として生化学検査，体重または脂肪量の減少，筋肉量の低下，エネルギーまたは蛋白質摂取不足，の 4 カテゴリーが挙げられている．なお CKD 患者の 18~75％に PEW を伴い，CVD 合併症に関連した生命予後予測因子であるとともに QOL との相関を認めることが報告されている[10]．

● (b) サルコペニア

　PEW では栄養障害の概念であることに対しサルコペニアの定義は狭義では加齢による筋肉量減少，広義では慢性疾患などすべての原因による筋肉量減少，筋力低下，身体機能低下となる．CKD 低栄養の原因である摂取不良，侵襲，悪液質，炎症などはすべて二次性サルコペニアの原因である．一般高齢者においては，適切な運動を行っても筋肉量が 1%/年程度の速度で低下し，CKD 患者，特に血液透析患者ではその低下がより顕著であることが知られている[11,12]．高齢者では筋肉量減少は転倒頻度や骨粗鬆症，身体的合併症に相関し，QOL との深い関連が認められる．

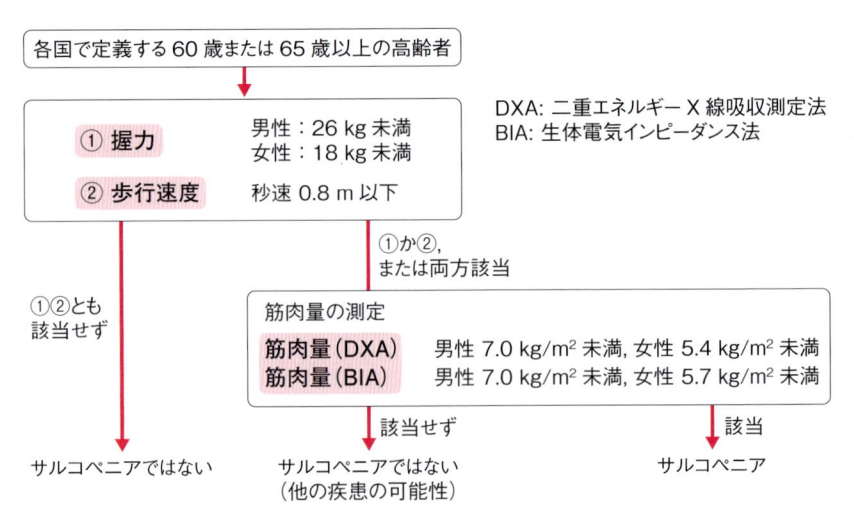

図 3 ● サルコペニアの診断アルゴリズム
(Chem LK, et al. J Am Med Dir Assoc. 2014; 15: 95-101[6] より改変)

代謝性アシドーシス・筋内アンジオテンシンⅡの亢進などによる筋蛋白分解（異化）亢進，筋幹細胞の減少，筋ミオスタチン増加による筋蛋白合成などの機序による．図3はアジアワーキンググループによる診断基準だが，男性26kg，女性18kg未満の握力もしくは歩行が秒速0.8m以下の場合，最終的には筋肉量低下でサルコペニアと診断する．

● (c) フレイル

加齢に伴い栄養状態，身体能力，移動能力，社会活動性，認知機能，心理面など複数の生体機能に障害をきたし，またその結果の有害事象に対して回復や抵抗力が低下している状態のことである．フレイルはPEW，サルコペニアの病態に加え，さまざまな身体面・精神心理面・社会生活面の要素を含めた概念であり，それぞれsocial frailty, mental/cognitive frailty, social frailtyと3つの因子から構成される．

CKDでは40歳未満からフレイルが出現し，ステージの進行や加齢とともにその頻度は増加する．前段階まで含めると透析導入時には約80%でフレイルを合併し，生命予後に関連することが報告されている[13]．

サルコペニアの病態

腎障害に伴う低栄養の病態として，主として①摂取量低下，②代謝性アシドーシス，③活性化ビタミンDの欠乏，④インスリン抵抗性，尿毒症物質の蓄積（悪液質），異化亢進などが知られており，これらと炎症性サイトカイン，酸化ストレスの病態が関連し低栄養を惹起する（表2）．

表2●CKD患者の低栄養メカニズム

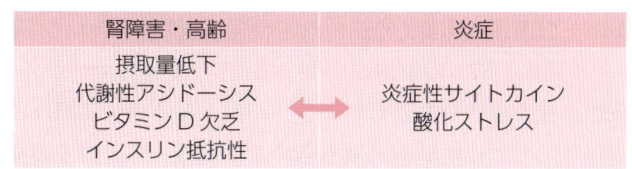

腎障害・高齢	炎症
摂取量低下 代謝性アシドーシス ビタミンD欠乏 インスリン抵抗性	炎症性サイトカイン 酸化ストレス

● ①摂取量低下

高齢者では，併存疾患（消化管疾患，悪性腫瘍，慢性臓器不全など）や尿毒症

や透析治療の副作用，加齢による摂食嚥下機能低下，味覚と嗅覚の低下，歯を含めた口腔機能低下，活動性低下などのために摂取量低下を認めやすい．認知機能障害やうつ病といった精神要因，併存疾患による多剤内服や薬剤副作用といった薬剤要因，また独居や介護不足，経済的問題といった社会要因も高齢者の栄養状態に悪影響を与える．特に認知症やうつは高齢者においてはサルコペニアの特に重大な要因となり，慢性炎症機序にも深く関与していることが知られている[14]．そのため，摂取量や適正な食事内容を保っていくためには，家族のみならず栄養士や訪問看護師，ケアマネージャーを含めた多面的で包括的ケアが求められる．

● ②代謝性アシドーシス

GFR＜25mL/min/1.73 m^{2}において PEW の最も頻度の高い要因の1つである．アシドーシス進行に伴いアルブミン合成障害，筋蛋白質分解亢進，炎症性サイトカイン亢進に寄与することが知られている[15]．

● ③活性化ビタミン D 欠乏，④インスリン抵抗性

代謝性アシドーシスに加え活性化ビタミン D 欠乏とインスリン抵抗性が PEW やサルコペニアの病態を増悪させることが報告されている[16]．インスリン抵抗性は非糖尿病患者においてもステージの進行した CKD 患者で増大することが知られている．なお非糖尿病透析患者におけるインスリン抵抗性増大はユビキチン–プロテオソーム系を介し，筋蛋白分解を亢進させ，サルコペニアに寄与することが報告されている．

┃サルコペニア・フレイルの治療戦略

このように，高齢 CKD 患者では生理的にも病態的にも低栄養に傾きやすく，十分なエネルギーの確保により，先述の低栄養関連病態，すなわち PEW・サルコペニア・フレイル発症予防への留意が必要である．フレイルサイクルの改善には，栄養・身体機能・社会参加や生きがいの3つが鍵となるが，実際にこれらを実現するには，病院だけでなく地域や家族も含めた多職種・多分野での横断的なアプローチが重要となってくる．

● ①栄養療法

　日本腎臓学会より"慢性腎臓病に対する食事療法基準 2014 年版"が刊行され[17]，CKD ステージ・透析療法による基本的な食事療法基準を記している（表3，4）．CKD 患者では腎機能低下の程度に応じた摂取蛋白質の制限が標準的とされるが，0.6 g/kg/日以下の蛋白質制限を行う場合には，窒素平衡を考慮すると 35 kcal/kg/日以上のエネルギー摂取量を確保しなければ負の窒素バランス（異化亢進）となることが示されている．

　高齢 CKD 患者においては予後，性別，原疾患，併存疾患，社会生活面，精神心理面なども考慮に入れて個々の患者に応じた具体的な食事処方が現実的には重要となる．たとえば食事摂取不良になる原因には，

- 併存疾患（消化管疾患，悪性腫瘍，感染症など）
- 尿毒症・透析療法に伴う副作用
- 加齢による摂食嚥下機能低下，味覚・嗅覚の低下，歯や舌を含めた口腔機能低下
- 認知機能障害やうつ病といった精神要因
- 併存疾患による多剤内服や薬剤副作用といった薬剤要因

表3 ● CKD ステージにおける食事療法基準 （文献 17 より改変）

CKD stage	エネルギー (kcal/kg/日)	蛋白質 (g/kg/日)	食塩 (g/日)	カリウム (mg/日)
1		過剰摂取を避ける		制限なし
2				
3a	25〜35	0.8〜1.0	3〜6	
3b				≦2000
4		0.6〜0.8		≦1500
5				

表4 ● 透析療法における食事療法基準 （文献 17 より改変）

stage 5D	エネルギー (kcal/kg/日)	蛋白質 (g/kg/日)	食塩 (g/日)	水分	カリウム (mg/日)	リン (mg/日)
HD (週3回)	30〜35	0.9〜1.2	<6	できるだけ少なく	≦2000	≦蛋白質 (g)×15
PD			PD 除水量 (L)× 7.5＋尿量 (L)×5	PD 除水量＋尿量	制限なし	

・独居や活動性低下，介護不足，経済的問題といった社会要因

などさまざまなものがある．また，誤った食事療法（たとえばリンや蛋白制限を行いすぎてエネルギーが不足し異化亢進が進行しサルコペニア増悪など）が身についている患者も多いため，改善に向けた実践には家族のみならず，在宅や地域における多職種での連携（在宅生活支援：訪問看護や往診連携，栄養士，ケアマネージャーなど）が有効であり，在宅支援を行うことが高齢 CKD 患者の QOL やイベントリスクを軽減する可能性がある[18]．

※CKD 患者特有の病態生理に応じた低栄養戦略

悪液質解除のための至適透析量確保や重曹投与による代謝性アシドーシスの是正，活性化ビタミン D 補充による PEW の改善，また適正な運動量を確保することがインスリン抵抗性改善，炎症性サイトカイン軽減，およびユビキチンシステムの改善などをきたすと考えられており，病態改善結果とともに CVD イベントリスクの軽減効果も報告されている[19,20]．

● ②運動療法

運動療法の効果は多岐に及ぶ．腎血流増加，レニン-アンジオテンシン系や交感神経系の亢進抑制，血圧低下，血管機能の改善から，睡眠の質の向上，QOL 向上，うつの改善効果，サルコペニア・フレイルの改善，結果的に総死亡や透析導入を遅延・抑制する効果が明らかとなってきている[21,22]．

ただ，特に透析患者では，全身の合併症から身体運動機能低下を引き起こしやすく，また透析による時間的制限，かゆみや痛み，倦怠感など症状や食事制限などから精神的ストレスや活動量低下を引き起こしやすいことから，さらなる体力・ADL/QOL 低下となりやすい．そういった状況より，HD 患者では透析中に運動を行う取り組みや，PD 患者では運動療法外来，訪問リハビリや地域のデイケア・リハビリセンターなどの取り組みが広がっている．病院のスタッフもそれらにうまくつなげられる意識が重要である．

● ③生きがい・社会的役割への配慮

高齢透析患者は，身体能力の低下，疾患による制限，社会的役割の低下，孤独，親近者の死などによる生きがいの低下，経済力低下などにより，意欲や体力の低下を起こし，さらなる廃用状態を強める状況となりうる．このことにより，老化の助長，疾患の増悪，新たな疾患の発症，認知機能低下，家での閉じこもりなど

悪循環を繰り返すことにつながるのである. そのため, 身体機能だけでなく患者個人の興味関心, 役割, 意欲, および尊厳を考慮することが重要である.

　さらに, 終末期を考える上では, 患者自身の固有の人生を家族とともに振り返り, その方向性に沿った終末期のプロセスを共有し, どのような最期を過ごしていくのが最善なのか, 療養場所や治療をどのようにしていくのかをともに考えていく過程が重要であり, その過程こそが家族にとってのグリーフケアにつながりやすい. その過程の中で在宅医療連携での終末期プロセスはこれまでの人生と終末期がつながりやすいが, そのためには早期からのケアプラン調整が重要となる.

　高齢 CKD 患者では PEW, サルコペニア, フレイルなどの低栄養病態に関連した疾患概念を考慮に入れ, 腎疾患の段階や治療の特性を考慮した栄養対策を行うことが, 予後 (身体, 精神心理面, 社会生活面) 改善に重要と思われる. またこれを具体的に実践するためには, 病院と在宅医療の視点を共有した多職種での連携 (在宅生活支援: 訪問看護や往診連携, 栄養士, 運動療法士, PT, ケアマネージャーなど) が有効である.

文献
1) 太田邦夫, 監修. 老化指標データブック. 東京: 朝倉書店; 1988. p. 14-5.
2) Imai E, Horio M, Iseki K, et al. Prevalence of chronic kidney disease (CKD) in the Japanese general population predicted by the MDRD equation modified by a Japanese coefficient. Clin Exp Nephrol. 2007; 11: 156-63.
3) 日本透析医学会統計調査委員会. 図説わが国の慢性透析療法の現況 2013 年 12 月 31 日現在. 2014.
4) Cianciaruso B, Brunori G, Kopple JD, et al. Cross-sectional comparison of malnutrition in continuous ambulatory peritoneal dialysis and hemodialysis patients. Am J Kidney Dis. 1995; 26: 475-86.
5) Fouque D, Kalantar-Zadeh K, Kopple J, et al. A proposed nomenclature and diagnostic criteria for protein-energy wasting in acute and chronic kidney disease. Kidney Int. 2008; 73: 391-8.
6) Chen LK, Liu LK, Woo J, et al. Sarcopenia in Asia: consensus report of the Asian working group for sarcopenia. J Am Med Dir Assoc. 2014; 15: 95-101.
7) Fried LP, Tangen CM, Walston J, et al. Frailty in older adults: evidence for a phenotype. J Gerontol A Biol Sci Med Sci. 2001; 56: 146-56.
8) Kamijo Y, Kanda E, Ishibashi Y, et al. Sarcopenia and frailty in PD: impact on mortality, malnutrition, and inflammation. Perit Dial Int. 2018; 38: 447-54.
9) Stenvinkel P, Heimbürger O, Paultre F, et al. Strong association between malnutrition, inflammation, and atherosclerosis in chronic renal failure. Kidney Int. 1999; 55: 1899-911.
10) Stenvinkel P, Heimbürger O, Lindholm B. Wasting, but not malnutrition, predicts cardiovascular mortality in end-stage renal disease. Nephrol Dial

Transplant. 2004; 19: 2181-3.

11) Cheema B, Abas H, Smith B, et al. Investigation of skeletal muscle quantity and quality in end-stage renal disease. Nephrology (Carlton). 2010; 15: 454-63.

12) Fiatarone MA, Marks EC, Ryan ND, et al. High-intensity strength training in nonagenarians. Effects on skeletal muscle. JAMA. 1990; 263: 3029-34.

13) Wilhelm-Leen ER, Hall YN, K Tamura M, et al. Frailty and chronic kidney disease: the Third National Health and Nutritional Evaluation Survey. Am J Med. 2009; 122: 664-71.

14) Hung KC, Wu CC, Chen HS, et al. Serum IL-6, albumin and co-morbidities are closely correlated with symptoms of depression in patients on maintenance haemodialysis. Nephrol Dial Transplant. 2011; 26: 658-64.

15) Kraut JA, Madias NE. Consequences and therapy of the metabolic acidosis of chronic kidney disease. Pediatr Nephrol. 2011; 26: 19-28.

16) Siew ED, Ikizler TA. Insulin resistance and protein energy metabolism in patients with advanced chronic kidney disease. Semin Dial. 2010; 23: 378-82.

17) 日本腎臓学会. 慢性腎臓病に対する食事療法基準 2014 年版. 日本腎臓学会誌. 2014; 56: 547-626.

18) Aydede SK, Komenda P, Djurdjev O, et al. Chronic kidney disease and support provided by home care services: a systematic review. BMC Nephrol. 2014; 15: 118.

19) Pickering WP, Price SR, Bircher G, et al. Nutrition in CAPD: serum bicarbonate and the ubiquitin-proteasome system in muscle. Kidney Int. 2002; 61: 1286-92.

20) Storer TW, Casaburi R, Sawelson S, et al. Endurance exercise training during hemodialysis improves strength, power, fatigability and physical performance in maintenance haemodialysis patients. Nephrol Dial Transplant. 2005; 20: 142.

21) Chen IR, Wang SM, Liang CC, et al. Association of walking with survival and RRT among patients with CKD stages 3-5. Clin J Am Soc Nephrol. 2014; 9: 1183-9.

22) 上月正博. 腎臓リハビリテーション—現状と将来展望—. リハビリテーション医学. 2006; 43: 105-9.

（上條由佳）

5 高齢者の心理と介護の問題について

"もうじゅうぶん生きた. もうこれ以上長生きしなくていいの. 若い頃は楽しかったけど, 最近は何もかもすっかり変わってしまって, 変わらないのは○○○のドロップスだけよ. お迎えが来るのは怖くない. ただ, 痛いのは嫌ね."

　これは, 以前勤めていた病院に入院していた, 80代で末期がんを患う女性の言葉だ. すべての高齢者がこのように語るとは思わないが, 一部の高齢者には, 壮年期までの患者とは異なった人生や死に対するスタンスが見られる. これまでの人生への一定の達成感と, 生命からの解脱と言えるかもしれない. 超高齢社会の現在, このような境地にある高齢者に対する医療のあり方には, これまでとは異なる視点が求められるように思う.

　医学はこれまで, 人々の生命を何とか永らえるために疾患と戦い, 新たな科学的発見を繰り返して発展を続けてきた. 多くの疾患に対する新たな治療法が見つかり, 疾患との戦いに勝利を収め, 日本人の私たちは平均寿命男性81.1歳, 女性87.3歳 (平成29年)[1] という驚異的な長寿を享受している. この成果から考えれば, 多くの医療従事者にとって医療とは, 治癒に向かって最大限注力すること, となるだろう.

　しかし一方, 治癒に至らずに残された課題も多い. 生活習慣病の多くは従来的な意味で治癒を達成することは難しく, 加齢は停止できない. 加齢とともにさまざまな疾患の頻度は高くなり, 健康寿命は男性72.1歳, 女性74.8歳と, 伸びてはいても平均寿命をかなり下回る[2]. 医療の主要な利用者は今や高齢者となり, 平成29年度の患者調査によれば, 全入院に占める65歳以上の割合は73.2%, 75歳以上は53.2%にも及ぶ[3]. 平成28年度の国民医療費は59.7%が65歳以上の人に費やされ, この割合は同年の65歳以上人口の全人口に占める割合27.3%を大きく上回っている[4]. 人間の生命に限りがある以上, 生命を永らえさせるという戦いには, 究極的には必ず「敗北」の時が来る.

　このような現代社会において, 疾患と戦うだけではないもう一つの医療の位置

づけを考えてはどうか. 人間の健康と幸福を守るという医療のより根源的な目的に立ち返り, 死を迎える過程を敗北のプロセスとみるのではなく, 大往生という新たなゴールに向かうプロセスとみる視点である. 疾患の治癒をゴールとし, そこに向かって鋭意治療に努める医療, という考え方とは異なる医療のあり方であり, このような転換について, 改めて意識する必要があるように思われる.

　超高齢社会において介護は必須の支援と言える. 平成31年の要介護・要支援認定者数は全国で650万人以上に及ぶ[5]. 平成30年の国民生活基礎調査によれば, 要介護者・要支援者のいる世帯は三世代世帯は年々減少し14.9%となった. 一方で核家族世帯（37.9%）, 単独世帯（29.0%）が増加の一途をたどっている[6]. 核家族世帯はいわゆる「老老介護」ということだろう. 在宅ケア推進の流れの中で, 要介護度や医療依存度の高い高齢者が自宅に戻っている. 核家族化で限られた人数の家族介護者に, 介護負担が重くのしかかっている. 透析医学会の全国調査によれば, 透析導入時の平均年齢は70歳, 75歳以上が42%を占める. 2009年の調査では透析人口の1割程度に認知症の合併があると言われている. 一方, 在宅療養する患者の割合は年齢とともに減り, 75歳以上で8割, 90歳以上で6割とされている[7]. これは在宅で介護しきれずに施設, 病院での介護となる事例が年齢と共に増えていることを示していよう.

　このような文脈の中で生活している腎不全をもつ高齢者と家族は, そのいのちの最後まで幸せで健康的に過ごすために, 医療に何を求めているだろう.

高齢腎不全の事例

　80代男性, 原疾患は糖尿病性腎症. 妻とは死別しており, 息子とは月に1度連絡をとる程度. 5年前に脳梗塞により右半身不全麻痺と軽度の記憶障害を発症して要介護3となり, 独居だったため70代の妹が介護していた. 1年前に閉塞性動脈硬化症により左足を大腿部から切断. 要介護4となり, 介護保険を利用して訪問看護とヘルパーが入っていたが, 右足の状態も悪化し大腿部からの切断手術を機にPD導入になった. PD手技については, 同居している妹への導入が可能そうであったが, 本人が妹に対し威圧的で, 日常生活の介護に加えてのPD介助は, 妹の精神的負担が大きすぎると判断された. 週3回, 48時間のAPD, 最後のみマニュアル排液となった.

　訪問看護に週3回1時間の訪問が依頼され, APD装置の片付けと組み立て, 治療経過の記録, 血圧などバイタル測定と血糖値の確認, 仙骨部の褥瘡処置と,

週に1度の出口部ケアを実施した．妹は毎日2回のインスリン注射と週に1回の血糖測定，服薬の管理と週3回のAPD装置からの切り離し，排液バッグでの排液を行っている．PD開始当初は妹の不安がとても強かったため，特別指示書を利用して訪問看護が毎日入り，排液バッグの排液の手技を見守った．

　この事例で見られるように，高齢腎不全事例では，家族介護者への支援を考えなければ生活全体が成り立たない．介護者も高齢であることが多く，日常生活の介護だけでも負担が大きい．HDに通うにも介助が必要であり，定期的な移動手段の手配など困難であることが多い．PDに関連した手技の習得や実施も，低下した視力や体力によりすべてを負わせるには限界がある．さらに，PDなど医療依存度の高い高齢者は，家族介護者が休息できるレスパイトサービス（デイサービスや短期入所など）も見つからず，家族が体力の限界まで自力で介護せざるを得ないことがしばしばである．さらに，高齢腎不全のPDでは，いつまで，どこまで継続するかという見極めに非常に困難を有する．高齢腎不全の医療を考える上では，以上のようなことを考慮する必要がある．

　このような高齢者と家族が，晩年を幸福に過ごして穏やかな最期を迎えるまでに提供できる医療を考える時，腎不全の治療そのものを追及するだけでなく，高齢者と家族が疾患・障がいと折れ合って可能な限り快適に生活できるようにする視点が重要であろう．それで近年「戦う医療から支える医療へ」[8]という言葉が述べられるようになった．「支える医療」とは，治癒を目指すのではなく，治療を主役にするのではなく，疾患や症状を可能な限りコントロールして日々を楽しめるようにすることを主目的に据える医療である．「支える医療」のもとでは，どのように生きていきたいかを決めるのは患者であり，医療者はその人が自分の人生を創造することを手伝う姿勢に徹する．このような「支える医療」は，多くの医療者にとって，理念的には当たり前かもしれない．しかし，現実の日々の医療としては，根本的なパラダイムシフトが必要なのではないか．特に病院という制度は，従来治療を目的として作られているため，治癒をゴールに，治療を目的にしない医療という考え方は，根本から矛盾するように感じられるのではないか．しかしそれが，今高齢者とその家族に求められている医療のように思われる．

　人生の終結に向かう旅路にある高齢者が医療に望むことは，医療の持つ技術力を駆使して，① 症状を軽減し，② 自立を維持するということに尽きるのではないかと推察される．そして最後の日まで，③ 家族の迷惑にならないようにしたい，

④ 誰か（何か）のために自分の人生を活用したい，と思っているという報告もある[9]．実質的な利益の見えにくい侵襲的な治療や入院をいたずらに長引かせるなどして，医療がこの高齢者の望みを邪魔してはならないのである．その人が家族の迷惑になるという肩身の狭い思いをしないで，自分の人生を何かのために最大限使えるように支援すべく，症状をコントロールし，自立を維持するために使える医療的手段を利用する姿勢が，高齢者と家族が求める医療と言えるように思われる．

　まとめると，高齢者と家族介護者のための医療を考える時，以下の点が大切であろう．

- 残り少ない人生をどのように生きるか決めるのは本人と家族であり，「本人が（そしてできれば家族が）どうしたいか」を起点に支援を計画する．それを尋ねる言葉と，聞く耳を持ちたい．
- 地域の在宅医療につなぎ，病院からなるべく早く自宅や地域に帰っていただく．退院指導が必ずしも完全でなくても，地域でかなりのフォローできる時代になってきている．地域のかかりつけ医などを中心とする在宅医療チームが退院後の支援ができる[10]．
- 高齢者の在宅療養ではケアマネジャーが中心となり，医療と福祉がチームになって，在宅看取りを含めて支援体制を形成している．多くの職種の働きを学び，協力してゆく姿勢が求められる．訪問看護に関して言えば，我が国では1992年から訪問看護制度が開始され，2019年4月時点では全国で11161件以上の訪問看護ステーションが稼働しており[11]，各種の医療処置を必要とする高齢者・家族への支援を実施している．
- 高齢者だけでなく，介護に日々奮闘する家族も含めて支援の対象とする．家族介護は老老介護が増えつつあり，家族介護者だけに頼るより，地域で支える取り組みが構築されつつある．

文献　1）厚生労働省．平成29年簡易生命表．
　　　2）厚生労働科学研究費補助金「健康寿命及び地域格差の要因分析と健康増進対策の効果検証に関する研究」平成30年度報告書．
　　　3）厚生労働省．平成29年患者調査．
　　　4）厚生労働省．平成28年度国民医療費の概況．
　　　5）厚生労働省．介護保険事業状況報告（暫定）（平成31年4月）．
　　　6）厚生労働省．平成30年国民生活基礎調査．
　　　7）日本透析医学会．わが国の慢性透析療法の現況（2017）．

8) 村上智彦. 支える医療へ. 東京: 理論社; 2012.

9) Hirai K, Miyashita M, Morita T, et al. Good death in Japanese cancer care: a qualitative study. J Pain Symptom Manage. 2006; 31: 140-7.

10) 長尾和宏. 平穏死を支える看護. In: 長尾和宏. 高齢者の望む平穏死を支える医療と看護. 東京: メディカ出版; 2015. p. 45-92.

11) 全国訪問看護事業協会 2019 年訪問看護ステーション数調査結果 (訪問看護ステーション). http://www.zenhokan.or.jp/wp-content/uploads/r1-research.pdf

(山本則子, 齋藤　凡)

6 地域高齢社会の先進国モデル

超高齢社会に求められる医療

　超高齢社会においては，高齢者の段階に応じた社会目標を考える必要がある．高齢者は平均的にはアクティブシニアからだんだん虚弱化していき，在宅医療を受ける寝たきりのような状態に至る．そして，アクティブシニアに関しては健康寿命の延伸，虚弱化高齢者には低下した身体・認知機能の維持・回復，在宅医療の被提供者については，quality of death をどのように向上していくかが社会としての目標となる（図1）．

　また，今後さらなる発展が見込まれる領域として，アクティブシニアに関しては予防や早期発見，自己健康管理，社会参加の維持が挙げられる．虚弱化高齢者には身体・認知機能の維持回復などや社会的見守り，介護機能の補助である．

　在宅医療・介護が今後の日本社会に必須である背景には次の3点がある．

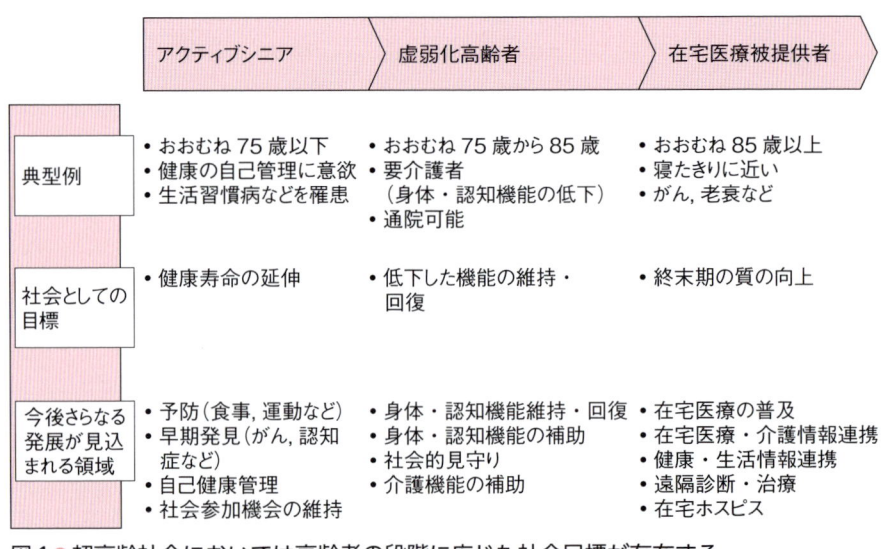

	アクティブシニア	虚弱化高齢者	在宅医療被提供者
典型例	• おおむね 75 歳以下 • 健康の自己管理に意欲 • 生活習慣病などを罹患	• おおむね 75 歳から 85 歳 • 要介護者 　（身体・認知機能の低下） • 通院可能	• おおむね 85 歳以上 • 寝たきりに近い • がん, 老衰など
社会としての目標	• 健康寿命の延伸	• 低下した機能の維持・回復	• 終末期の質の向上
今後さらなる発展が見込まれる領域	• 予防(食事, 運動など) • 早期発見(がん, 認知症など) • 自己健康管理 • 社会参加機会の維持	• 身体・認知機能維持・回復 • 身体・認知機能の補助 • 社会的見守り • 介護機能の補助	• 在宅医療の普及 • 在宅医療・介護情報連携 • 健康・生活情報連携 • 遠隔診断・治療 • 在宅ホスピス

図1●超高齢社会においては高齢者の段階に応じた社会目標が存在する

①高齢者が増加し病院が一杯となるため，都市部を中心に終末期療養の場を自宅や施設にシフトせざるを得ない社会的な背景

②医療費の適正化が求められ，高齢者を病院で看取る医療には限界があるといった財政状況

③高齢者の生活を支える医療・介護が提供され，終末期を住み慣れた環境で過ごしたいという意識

　国民の約6割の人が「最期まで自宅で過ごしたい」と思っている一方で，現実的には2割弱の人しか自宅または施設で最期を迎えられていない．このような社会背景から在宅医療・介護はさらに重要な役割となると考えている．

　医療・介護費の観点で考えると，入院に比べて在宅医療は医療費・介護費をおおよそ約2/3削減できる．要介護2の高齢者の社会保障費を月額で比較してみると，入院は月約50万円，在宅医療の場合は医療保険と介護保険を合わせても約17万円となる．もちろん在宅医療の本質は quality of death を上げることであるが，費用に関しても抑制されるということが言える．

在宅医療を通じた高齢社会への取り組み

　私は，東京都文京区に2010年1月に，在宅医療を中心とした診療所である祐ホームクリニックを創業した（2011年に医療法人化）．その後，2011年9月には宮城県石巻市に診療所を開設，2015年には練馬区・墨田区に開院をしており，現在4院，通算で患者数 約1,000名の在宅患者を診療している．

　安定した在宅医療を提供するためには，24時間365日の体制で「医療の質担保」，「医師の負荷軽減」，「オペレーションの最適化」，「リスクマネジメント」を同時に実現する必要がある．この実現には，業務の最適化に合わせて，積極的にICTや新技術を現場の業務に適した形で活用することが肝要となる．

　我々はまず，①在宅医療に特化した移動先でも使える電子カルテを活用し，②在宅医療のロジスティクス部分のシステムをSaaSで実現した「在宅医療支援SaaS」の開発を行い，③メディカルクラークセンター（医師事務作業補助）をつくって医療事務の集約化と口述筆記補助をしている．また，④コンタクトセンターをつくって，夜間のオンコール一次受けの拠点を整備した（図2）．

　「在宅医療支援SaaS」は，スケジュール作成，タスク管理，訪問ルート作成の機能をもち，さらにカーナビとも連動する．そして，スマートフォン，タブレッ

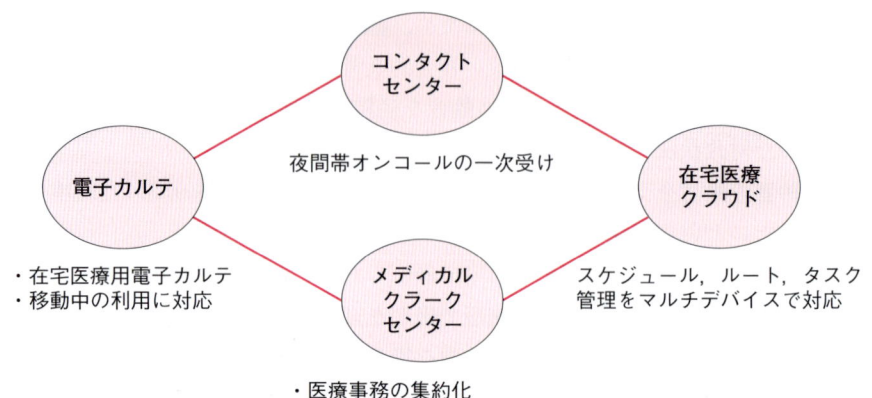

図 2●在宅医療体制確立を支えるシステムを構築した
診療現場と事務スタッフの業務連携を促進し,「医療の質向上」「オペレーションの最適化」「リスクマネジメント」を目的とした,ICT システムを積極的に活用した在宅医療のオペレーションを実現した.

ト,PC で見ることができる.これにより,現場と事務方がしっかりと業務分担して,スムーズな運用の実現が可能となった.

「メディカルクラークセンター」は,事務作業拠点を集約化して,職員の習熟度を上げながら,業務を標準化し,なるべくコストを抑えて運用していくことを目的にしている.カルテの口述筆記(dictation)もメディカルクラークセンターで行っており,訪問診療の移動の車中,医師の時間を最大化できる仕組みにしている.これによりカルテ入力時間が医師 1 日当たり,おおむね 1 時間程度も短縮されている.

ICT を活用した医療介護の情報連携

東日本大震災後の宮城県石巻市においては,地域包括ケアシステムの構築が進められ,その一環として,地域での在宅医療・介護事業者間の情報連携の重要性が改めて認識されていた.そこで,2012 年 8 月に医療法人社団鉄祐会 祐ホームクリニック石巻と富士通株式会社が発起人となり,診療所,訪問看護,薬局,居宅介護支援事業所,訪問介護事業所,高齢者施設とともに,ICT を活用した医療と介護の情報連携を開始した(図 3).

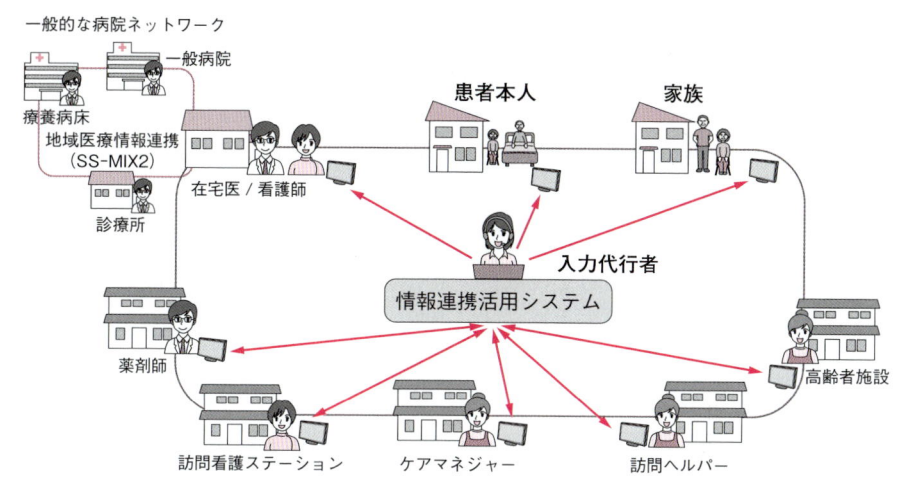

図3●医療・介護事業者・家族とのチームケアシステムを構築した（総務省 平成24年度補正予算「ICT超高齢社会づくり推進事業」として石巻市で実施）

＜訪問記録の共有＞

　情報連携の開始当初，まずは仕組みのモデル作りとして，多職種10事業所で取り組みを開始した．連携のためのITシステムは富士通株式会社と共同開発した「チームケアSaaS」を採用した．このシステムにより，各事業所が日常的に使用しているPCやタブレット，スマートフォンで情報共有を行うことが可能となった．本システムは，厚労省・総務省のガイドラインに準拠しており，入力された内容はセキュリティが担保されたデータベースに保存される．これにより，各事業所間で最新情報を閲覧・更新することが可能となった．

　2013年には在宅診療を行う診療所，訪問看護ステーション，訪問介護ステーションなどが加入し，さらにオブザーバーとして石巻市，石巻市医師会，石巻市薬剤師会，石巻市歯科医師会，石巻赤十字病院が加わり，公的な視点を持った組織となった．

　2014年より，さらなる利便性の向上に向けたシステムの活用方法として，これまで電話やFAXで伝えていた情報や，伝えきれていなかった情報をメッセージで送信することにより，効率的かつ広がりのある情報共有を行う取り組みを積極的に行っている．当初は，「どのように情報を発信すればよいのか」と，戸惑う事業所もあったが，2職種間でお互いが望む情報を話し合う「ワーキング・グループ」を組織しミーティングを重ねた．この結果，双方向の理解を深めることがで

き，運用の明確化と情報発信につながっている．これまでの具体的な発信内容は，処方の依頼や訪問時の状態報告，麻薬注射の残量報告，介護している家族の状況など，さまざまな情報が共有されている．さらに，これまで電話や FAX などでは伝えきれなかった画像情報をメッセージに添付することにより，E メールよりも安全に画像を共有することができ，早期対応につながっている．また，これまで訪問看護師やケアマネジャーは，訪問に多忙な連携事業者への伝達タイミングを見計らいながら，同一の情報を複数の事業所に連絡することが多くあった．これもシステムを活用することにより一括で複数の事業所に情報を伝えることができ業務効率化にもつながっている．

2014 年 12 月にシステムを活用している事業所に対し，活用に関するアンケートを行ったところ，受信した内容が「仕事に役立っている」，「システムを活用する前と比較して情報量が増えた」と回答した対象が約 8 割に達しており，システムを活用することにより役立つ情報が増えていることがわかる．同時に，システム活用に伴う作業量は，「少し増えた」と回答した人が 2 割に留まり，作業量を大きく増やすことなく有益な情報を得られる手段となっている．また，システムの活用により，仕事に対するモチベーションが向上したという回答が半数を占め，医療と介護の連携促進が専門職のモチベーションアップにもつながる可能性が示唆された．

シンガポールにおける在宅医療・介護の展開

このような仕組みをアジア諸国でも展開するため，2015 年 5 月に「Tetsuyu Healthcare Holdings」を設立して，在宅医療・介護サービスが充分に発達していないシンガポールでの訪問看護サービス「Tetsuyu Home Care」を開始した．

シンガポールは，2025 年までに高齢者数が倍増し，現在の 10％程度の高齢化率が，20％を超える超高齢社会に突入する（図 4）．日本で培った在宅医療と介護の知見をシンガポールで展開していく．

「Tetsuyu Home Care」のサービスは，まず私たちの会社の看護師が患者宅を訪問して，アセスメントをしてケアプランをつくり，必要なサービスをコーディネート（理学療法士などの専門職との連携調整や介護者への介護トレーニング，ケア用品の提供など）している．

「Tetsuyu Home Care Connect/CARES」という，クラウドベースで情報記録，

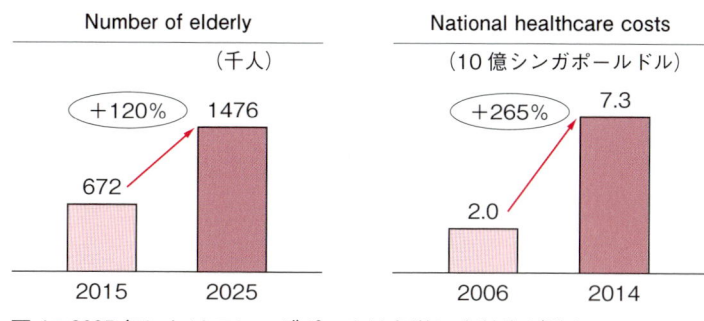

図 4●2025 年にかけてシンガポールは急激に高齢化が進む

TETSUYU HOME CARE
DELIVER HOLISTIC & CO-ORDINATED CARE

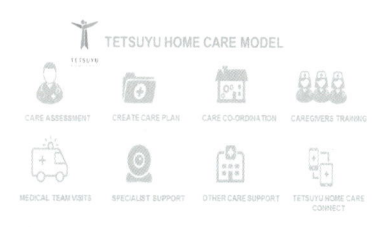

✓ Adapted from Japanese "Care Manager" System.
✓ Nurse Led model. Located in Mt Alvernia.
✓ Founding team of 3 nurses. Grow to 10 by Mar'16
✓ Medical Clinic License, Dr Carol Tan as M.D.
✓ Leverage Technology for connectivity & productivity.

TETSUYU TECHNOLOGY
DELIVER TECHNOLOGY & CONSULTANCY TO HOME CARE PROVIDERS

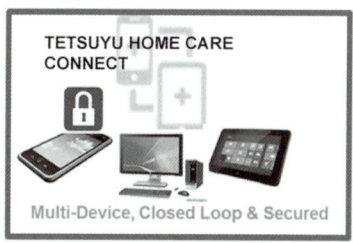

✓ Identified Senior Project Manager
❏ Setting Up Local Founding team of developers & support
❏ Leverage Sales Force (SIN + JPN) & Development Partners
❏ Leverage Experience & Expertise in Japan
❏ Leverage Expertise & Network of Executive Advisor

図 5●Tetsuyu Healthcare Holdings, Singapore

請求, 多職種での情報連携ができる仕組みも同時に構築している (図 5). ここでは, 日本では実現が遅れている在宅医療での遠隔バイタル診断や遠隔診療などの新しい医療のあり方にも取り組んでいる. すでに, シンガポールの保健省 (MOH) などとも関係を深めながら, シンガポール全体の取り組みに昇華させていく.

これからも在宅医療を起点としながら,「いかに官民の社会資源を効率・効果的に活用しうるか」について, 新技術導入・ICT 活用などを通して, さらに促進していく予定である. そして日本はもちろん, アジア諸地域に向けて超高齢社会を支えるイノベーションモデルとして発信していきたいと考えている.

(武藤真祐)

医療現象学―個別化医療に必要な視点

┃ はじめに

　この章では，医療現象学の立場から，個別化医療に必要と思われるいくつかの視点について解説する．

　医療現象学とは，現象学という哲学に基づいて，看護を中心に医療におけるさまざまな事象にアプローチすることを目指す学問であり，1970 年代から主として英語圏で，また我が国でも 1990 年代から盛んになった現象学に基づく看護理論や看護研究をベースにして，筆者が展開を目指しているものである．

　もともと，「現象学」とは，ドイツで活躍した哲学者エトムント・フッサール（Edmund Husserl, 1859〜1938）によって 20 世紀のはじめに創始された哲学であり，それがドイツの哲学者マルティン・ハイデガー（Martin Heidegger, 1889〜1976）や，フランスの哲学者モーリス・メルロ＝ポンティ（Maurice Merleau-Ponty, 1908〜1961）らによって独自の仕方で受け継がれて，「現象学運動」とよばれる一大思想運動をなした．現代思想や現代の社会にも現象学は大きな影響を与え続けており，内容や方法の面で現象学を取り入れた現象学的看護理論や現象学的看護研究もその影響の一つである．

　看護理論や看護研究に現象学という哲学が取り入れられ，影響力をもった最も大きな理由はおそらく，現象学が総じて，物や人や出来事がそのつど意味を帯びて経験されることに注目し，そうした意味経験がどのようにして生じてくるのかを，根本から明らかにしようとする哲学だというところにある．現象学は，物や人や出来事がそのつど意味を帯びて経験されることを「現象」とよび，そうした意味現象がいかに成り立つのかを，自然科学とは異なる仕方で，すなわち当の意味現象のいわば手前で，普段はまったく気づかれずに働いている，意識や身体の機能，あるいは人間の在り方の根本にまで遡って明らかにしようとする．意識ないし心のみならず，身体の機能や人間の根本的な在り方にまで考察を深めるのであるから，現象学はたんなる心理学ではなく，より深い人間存在の根拠から意味経験の成り立ちを明らかにしようとする哲学である．しかも，この哲学はそうした意識や身体の機能が，個々人の置かれた状況やその人の来歴によってそのつど異なりうることにも着目するため，同じ物事が人によって異なった意味を帯びて経験されることを明らかにする視点を開き，個別の当事者固有の経験へのアプローチを可能にする．同じ腎不全患者でも，その患者が何を大事にしているか，またどのような家族や仕事の状況に置かれているかによって，腎疾患が異なった

JCOPY 498-22429

意味合いで経験されることは，腎不全医療に関わる医療者であれば，誰もが経験していることであろうが，現象学という哲学は，個別の患者や家族を理解する視点を開き，個別化医療を理論的に支える概念を提供しうる．以下，個別化医療に必要な視点を医療現象学の立場から解説する．まず，疾患を患った患者とその家族の個別性を理解するための基本的な対概念として，「疾患」と「病い」の区別について述べたうえで，患者と家族の個別性を理解するための医療現象学の5つの視点について明らかにしていこう[*1]．

疾患と病い

　アメリカで優れた現象学的看護理論を展開しているベナー（Patricia Benner）は，ルーベル（JudithWrubel）との共著『現象学的人間論と看護』[*2]において，「疾患」と「病い」とを次のように区別している（ベナー/ルーベル 1999, ix, 10）[*3]．

　　「疾患（disease）」=「細胞・組織・器官レヴェルでの失調の現われ」
　　「病い（illness）」=「能力の喪失や機能不全をめぐる人間独自の体験」

　「疾患」は，検査によって得られた量的データ（数値としてのエビデンス）に基づいて医学的に診断されるものと考えてよいが，「病い」の方は，その「疾患」を患者がどのような意味合いで経験しているか，というその意味経験（体験）であって，これは数値化することができない．検査結果の数値は良かったり悪かったりそのつど意味を帯びるが，その意味そのものは数値として量的には把握されえず，質的に直接経験されるのである．

　人は何らかの「疾患」にかかっていても，生活に支障がなければ，それを「病い」としては経験しないし，逆に「疾患」が完治しても「病い」体験が残り続けることもある．また同じ「疾患」にかかっても，それをどのような意味の「病い」として体験するかは，その人の家族や仕事の状況，それに何を大事にして生活しているかによって異なるだろう．筆者が接したある末期腎不全の患者は，物作りの職人だったが，この方は末期腎不全のため体力が落ち，手の感覚が鈍くなって，

[*1]以下，本稿は拙稿「透析看護に活かす現象学」[1]を改訂したものである．
[*2]Benner/Wrubel (1989)[2]；ベナー/ルーベル (1999)[3]．
[*3]illness は，邦訳[3]では「病気」と訳されているが，ここではより広く用いられている「病い」という訳語を用いる．

末期腎不全という「疾患」を，「仕事であり生きがいでもある物作りが思うようにできなくなった」という意味の「病い」として体験していた．しかし，家族や仕事の状況が異なれば，また生活の中で大事にしていることが異なれば，同じ「疾患」も異なった意味を帯びた「病い」として体験されるだろう．このように，「病い」の意味は，個々人によって，その人が何を大事にし，どのように生きてきたかに応じて，さまざまに異なるのであり，一概に，慢性腎不全の患者は自らの腎疾患をこのように体験するものだ，といった一般的な捉え方はできないのである．

　むろん，透析医療において，バイタルサインを始めとして検査によって得られる種々の数値データによって「疾患」の状態を正確に把握することが不可欠の前提であることは言うまでもない．しかし，ここで強調したいことは，医学的な視点から量的エビデンスをもとに捉えられる「疾患」を把握するだけでなく，疾患によって患者が体験している「病い」の意味をも深く理解し，それに対処しなければ，患者の「その人らしさ」を支えるような個別化医療は成り立ちえない，ということである．すでに述べたように，現象学は，物や人や出来事がそのつど当事者にとって意味を帯びて経験されることを「現象」と呼び，そうした意味現象がいかに成り立つのかを明らかにしようとする哲学であるが，現象学から見れば，「病い」も「疾患」が当事者である患者に意味を帯びて体験される意味現象に他ならない．医療現象学は，「疾患」が当事者である患者にどのような「病い」として体験されるのかを，量的には捉えられない人間の根本的な在り方（現象学的人間観）に基づいて理解しようとする．以下，現象学を取り入れて「現象学的人間観」を呈示し，それをもとに現象学的看護理論を展開した先述のベナー/ルーベル『現象学的人間論と看護』を主な手がかりとして，筆者の現象学の知見も加えつつ，患者の個別性を理解するのに役立つと思われる医療現象学の5つの視点を解説する．

患者の個別性を理解するための現象学的視点

● （1）関心

　まずもって指摘すべきは，人間がつねに何か・誰かを「気遣う（care）」という仕方で存在しているということである．仕事のことや家族のことなど，何か，誰かが気にかかり，「大事に思われて」，それに「関心」を向け，その「関心事」に「巻き込まれ関わっていく」人間の在り方を，ベナーらは「気遣い（caring）」ないし「関心（concern）」と呼ぶ（ベナー/ルーベル 1999, 48, 54[3]）．たとえば前

述の職人は,「物作りが何より大事でそれ以外のことは望みもしない」と言っていた. このように当人の「関心」の在りようによって, 世界には重要度の点で「意味」の濃淡の差が生じてくる (ベナー/ルーベル 1999, 1[3]). ということは, 患者が日ごろ「何を大事にしているか」,「何が気がかりなのか」,「目下の関心事は何か」,「今後大事にしていきたいことは何か」をできる限り理解しようと努めることが, 患者にとっての物事の意味や腎疾患の「病い」の意味を受けとめ, 個別性を尊重する透析医療に繋がるということである. 保存期で自分の腎疾患をなかなか受け入れられない患者がいるのも, その人の「関心」の在り方が大きく関係していると考えられるし, 透析導入を決める際や, HD か PD かという療法の選択をする際にも, 患者や家族がどのような関心をもち, 何をどの程度大事にしているのかを見極めることが大切である. たとえば, できる限りこれまで通り働き続けることを大事に考え, 時間的制約が少ない PD を選択する場合, カテーテル出口部の管理や食塩制限などの自己管理も大切に行えるかどうか, 家族もそれを大事にしてサポートする体制ができるか, 見極めることが重要である.

● (2) 背景的意味

人は各々, 物事を経験したり判断したりするとき, そのベースとなる基本的なものの見方や価値観を持っている (cf. ベナー/ルーベル 1999, 48, 52[3]). それは, その人が住む国や地域, 属する世代, 職業や家族などによって異なり, これらが微妙に絡み合って個々人の背景をなしているのだが, ベナーらはこうしたものの見方や価値観を「背景的意味 (background meaning)」と呼び, 隅々まで自覚されることは決してないけれども, 各人の「身体の内に取り込まれて, 日々の生活を円滑に営んでいく土台になっている」ものだと言う (ベナー/ルーベル 1999, 53[3]). 前項で述べたように, 人はつねに何かが大事に思われ, それに「関心」を向け, それに巻き込まれる在り方をしているのだが, 何が大事に思われ, 何が関心事になるのかは, この「背景的意味」を地として, いわば図のように浮かび上がってくる.「疾患」も患者のもつ「背景的意味」をまさに背景として, 意味を帯びた「病い」として体験されるのである.

本書の監修者石橋由孝氏によれば, 透析療法の黎明期である約 50 年前に友人を腎不全で亡くした 70 代男性にとっては, 慢性腎不全・透析は「死の病い」のイメージが強かったが, 40 年 HD 生活を過ごした父親を見て育った 40 代の男性患者は,「週 3 回の通院で生活と両立する」というイメージをもっていたそうである.

「慢性腎不全・透析」に関する背景的意味はこのように，患者がそれまでにどのような経験をしてきたか，どのような状況に置かれてきたかによってさまざまに異なる．患者やその家族がもつさまざまな「背景的意味」をできる限り理解し，それを受けとめようと努めることが，個別化医療に繋がっていくのである．

　なおその際，医療者が自分のもっている「背景的意味」（基本的なものの見方や価値観）をできる限り自覚しようと努めることも大切である．なぜなら医療者は，まさにこの「背景的意味」を地として，患者や家族を理解することになるからである．医療者が個人的な経歴から身につけている個別の「背景的意味」や，透析に従事する医療者であればこそ，知らず知らずのうちに身につけている透析や透析患者に対する「背景的意味」というものもあると思われる．それを自覚しようと努めることが，患者や家族，そして自分自身を理解することにも繋がるのである．

● (3) 身体的能力

　人間は日常生活や仕事を円滑に営んでいくうえで，その支えとなる身体的能力を備えた存在である．ベナーらが「身体に根ざした知性（embodied intelligence）」（ベナー/ルーベル 1999, 48[3]）と呼ぶこの身体的能力には，意識的に注意しなくても姿勢を維持したり身体を動かしたりすることができる能力や，食事，排泄，整容，移動，入浴などの ADL の基礎的能力から，看護師が行う採血の技能などの高度な職業的スキルまでが広く含まれるが，ここで重要なのは，この身体的能力が，普段うまく機能している時には意識されないが，「疾患」によって損なわれると意識化されて，「自分にとって大事な○○ができなくなった」という意味を帯びた「病い」としてこの疾患が体験されるという点である．前述の物作りの職人の場合，末期腎不全によって体力が落ち，手の感覚が鈍くなって，この疾患が「仕事であり生きがいでもある物作りが思うようにできなくなった」病いとして体験されていた．ADL の能力にしても，より高度な職業上のスキルにしても，それらの能力を誰に対しても一律に向上させればよいというのではなく，その人の大事なことを実現するための身体的能力を支えるという視点が大切であることが，ここから見えてくる．

　こうした身体的能力は実際，新しい生活スタイルに慣れたり，道具の使用を習得したりすることで変化・向上することがありうる．したがって，患者の大事なことの実現を目指して，たとえば食事の内容と血圧の変化を毎日自分で記録して，

食塩制限を患者が自分で身をもって身体化できるよう働きかけたり，PD であれば，腹膜透析機器を患者が自分でうまく操作できるように，とりわけ高齢者の場合など，医療者や医療機器メーカーの担当者が工夫して支援したりすることが重要になってくる．そうした取り組みが，患者の個別性を尊重した医療に繋がるのである．

● (4) 生活世界

　人間は自然科学的な視点で数値化される自然環境にではなく，日常生活における馴染みの「状況」（ベナー/ルーベル 1999, 90ff.[3]）としての生活世界に生きている存在である．「生活世界（lifeworld）」というのは，フッサールの言葉だが，ベナーらの現象学的人間観の文脈に合わせて言えば，その人の関心に応じて，またその人の身体的能力に支えられて，居心地の良い安心した，その人らしい生活が送れる自宅や地域のことだと言ってよい．今後，基幹病院から地域・在宅へと繋いでいく慢性腎不全医療がますます展開されていくことが予想されるが，そうした地域包括的腎不全医療の現場は，まさに患者と家族の「生活世界」である．しかし，病棟や外来で患者に接するだけでは，そうした生活世界は見えづらい．筆者はある病棟の医師が，PD を導入した患者の退院直後にその患者の自宅を訪れるのに同行したことがあるが，その時，自宅での患者の表情が入院中とは全然違って生き生きしているのに驚いた，自宅に伺って初めて，その患者の視点からその人の生活が見えてきた，とその医師が言っていたことが強く印象に残っている．家族構成や家の構造，近所との関わりなど，生活世界での患者の生活の姿をできる限り想像してみること，そして，患者の関心や身体的能力に応じて，居心地の良い安心した生活が送れるよう，できる限り支障を取り除き，生活世界を整えること．そうした，その人らしい生活を可能にする生活世界の実現に向けて，医師，看護師のみならず，栄養士やケアマネージャー，ソーシャルワーカー，心理師など多職種がカンファレンスなどを通じて連携して関わることが必要になってくるわけである．

● (5) 時間性

　人間は，単なる物理的時間ではなく，その人によって特有の「意味」を帯びた時間を生きている存在であり，そうした人間の在り方をベナーらは「時間性（temporality）」と呼ぶ（ベナー/ルーベル 1999, 124[3]）．その人がどのように過去

を引き受けているか，またどのような未来を先取りするかによって，日常生活の中での物事や人々，そして人生の「意味」は変わってくるのである．痛みは人を現在に閉じ込めてしまう．それゆえ，過去を踏まえ未来を先取りできるよう，まずは痛みの緩和こそ，第一にしなければならないことである．しかしそれとともに，患者が自分のこれまでの人生（とくに疾患に至った過去の経緯）をどのように受け止め，「病い」をどう体験しているかを理解するよう努める必要がある．しかしとりわけ大切なのは，患者やその家族が先取りしている「未来」を受け止め，必要なら，さらにより良い未来の先取りを支援することであろう．それによって患者の自己管理や治療への取り組みが大きく変わりうるからである．PD を導入した前述の職人の場合は，「透析しながらも寝たきりにならずに，最期まで物作りをしたい」という本人と家族の未来への願いが，最後まで患者の自己管理と医療者の治療方針を支えていた．時間性という視点も，個別化医療を行うための視点として，きわめて重要である．

　なお，この時間性という視点は，医療者側の営みを理解するうえでも重要である．例えば，外来で透析患者に関わる場合，短期的に見ると，HD と PD とでは踏まえる過去も先取りする未来も現在の幅も異なっている．HD の場合，患者は平均して週 3 回来院し，4〜5 時間透析を行うため，医療者が踏まえなければならない過去は前回の来院からの 1〜2 日，先取りする未来も次回来院までの 1〜2 日であり，患者と接する「現在」も比較的長く，余裕をもって患者と関わることが可能である．これに対して，PD の場合は，月 1 回ほどの来院で，しかも診察は長くても 30 分程度と短時間であることが多い．そのため，診察が行われる短時間の「現在」のうちに，前回来院からの 1 カ月を患者がどう過ごしてきたのかを表情や会話の内容，出口部の状態などから察知し，何か問題があると感じれば，次回来院までの 1 カ月を見越して対処しなければならない．ある PD 外来の看護師は，診察の時間は「一回一回が真剣勝負」なのだと筆者に話してくださった．他方，HD の場合も PD の場合も，長期的にはその人のこれまでの人生，疾患にかかった経緯や現在までの経過を踏まえ，今後一生続く透析治療を考えていくのであり，患者が別の病院に移らない限り，医療者は，透析治療を一生受けなければならない患者と，一生付き合っていくことになる[*4]．透析に関わる医療者はこのように，さまざまな時間のスパンで患者に関わる．医療者自身がどのような医療を実践し

[*4] 透析看護師へのインタビューをもとに，この点を明らかにしたものとして，榊原哲也「最初で最後，本当にその外線一回きり：透析ケアの現象学試論」[4]を参照．

JCOPY 498-22429

ているのか（すべきか）を自ら理解するうえでも，この「時間性」という視点は
重要なのである．

個別化医療の目標としての「安らぎ」

　ベナーらは，看護実践の目標として「安らぎ (well-being)」という概念を呈示
している．これは，疾患のない状態としての「健康」に対する，現象学的人間観
に根ざした現象学的な健康概念であるが，彼女たちによれば，「安らぎ」とは「人
のもつ可能性と実際の実践と生き抜いている意味の間の適合」であり，「人が他者
や何らかのことがらを気遣うとともに，自ら人に気遣われていると感じること」
から生み出されるものである（ベナー/ルーベル 1999, 177[3]）．これは要するに，
その人が大事にしていること，今後大事にしていきたいことがあって，それが自
分ででき，そのことに意味が見いだせる時，そして自分が周囲の人たちから大事
にされていると感じられ，自分も周囲の人たちを大事にしたいと思う時――その
時にはたとえ疾患があっても，その人は「安らいで」おり，「その人らしく」生き
ている，ということである．疾患の完治がおよそ望めない慢性腎不全の場合，と
りわけ，この「安らぎ」を目指して医療を行うことが大切になってくる．PD を導
入した前述の職人の場合も，透析をしながら最後まで物作りが何とか続けられる
よう，医療者が患者と家族を支えて関わっていたのが印象的であった．患者と家
族が「大事にされている」と感じられるような関わりを医療者が行うことが，患
者と家族のその人らしい「安らぎ」となり，個別化医療の実現に繋がるのである．

まとめ

　個別化医療のために必要な医療現象学の視点として筆者が本章で提案したの
は，患者や家族をより深く理解することに繋がると思われる以下の 5 つの視点で
ある．
　①大事にしたいと思っていること，気がかりなことは何か，関心事は何か？（関
　　心）
　②その背景になっている考え方・価値観はどのようなものか？（背景的意味）
　③大事にしたいことを実現するための身体的能力はどういう状態か？（身体的
　　能力）

④日常生活の場は大事にしたいことを実現できる状況になっているか？（生活世界）

⑤どのように過去を引き受け，どのような未来を先取りしているか？（時間性）

　これらの視点は相互に関係しており，またいずれも量的には捉えられない質的な視点であるが，医学的な量的エビデンスを大前提としながらも，さらにこれらの視点で患者と家族を理解しようと努める医療者の姿勢こそが，患者と家族の〈その人らしさ〉を支える個別化医療に繋がるのだと筆者は考えている[*5].

文献　1) 榊原哲也. 透析看護に活かす現象学. 透析ケア. 2015; 21: 80-8.
2) Benner P, Wrubel J. The Primacy of Caring. Stress and Coping in Health and Illness. Menlo Park: Addison-Wesley; 1989. i-xxii, 1-425.
3) ベナー/ルーベル. 現象学的人間論と看護. 難波卓志, 訳. 東京: 医学書院; 1999. i-xxiv, 1-458, 1-53.
4) 榊原哲也. 最初で最後, 本当にその外線一回きり: 透析ケアの現象学試論. In: 哲学会, 編. 「いのち」再考. 哲学雑誌. 130 (802). 東京: 有斐閣; 2015. 75-97.
5) 榊原哲也. 医療ケアを問いなおす─患者をトータルにみることの現象学. 東京. ちくま新書; 2018. p.1-211, i-vi.

（榊原哲也）

[*5]本書で呈示した医療現象学の5つの視点と，そのベースとなる現象学という哲学について，さらに詳しくは，榊原哲也『医療ケアを問いなおす─患者をトータルにみることの現象学』[5]を参照されたい.

資料1　救急外来腹膜炎対応マニュアル [解説→3章2.腹膜炎予防の考え方]

腹膜透析患者の救急外来対応について

　当院では，PD患者のトラブル対策として，透析導入時にマニュアルを渡し，原則として自分で対応してもらうよう指導しています．しかし，いくつかの場合は救急外来での対応が必要になると考えられます．最も重要なものとしてPD関連腹膜炎が挙げられます．

　救急夜間のPD腹膜炎の初期対応を当直帯の担当医師でお願いしたいと考えており，以下にそのマニュアルを作成しました．

　救急夜間で，排液培養提出，入院可否の判断，抗菌薬による初期治療まで対応していただければ幸いです．

1．患者指導内容

　透析導入時，退院時に渡している資料を以下に示します．

　トラブル時の連絡先として以下のように説明しています．

> **【トラブル時の連絡先】**
> **日本赤十字社医療センター　TEL 03-3400-13xx**
> **月～土　8:00～19:30　血液浄化センターに連絡**
> **休日，上記以外の時間帯は救急外来に連絡**

　PD関連腹膜炎では症状よりも排液混濁が始めに起こることが多く，排液混濁のあった時点では症状が存在しないことがしばしばあります．しかし，症状がなくても排液混濁の場合は必ず何らかの治療が必要になります．

　以下に，患者に渡しているマニュアルの一部を提示します．

　実際に問題になるのは排液混濁であり，血性排液，フィブリン析出は緊急性のある問題ではありません．

2．電話対応について

　患者から外線で相談があった場合，以下を確認してください．

　　①排液混濁があるか？（血性排液や乳糜排液でないか）

　　②症状があるか？（腹痛，発熱など）

　　③いつもと比べて除水不足があるか？

　　④渡された抗菌薬を飲んでいるか？（退院時，外来時にMFLXを処方）

　以上を確認のうえ，**混濁した排液は決して捨てないよう説明してください**．

　以下の場合は**混濁した排液を必ず持参するよう説明して**救急外来の受診を指示してく

排液がにごっている

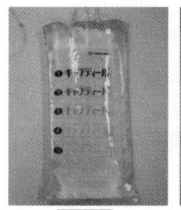 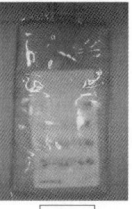 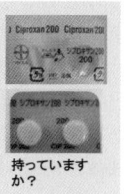

持っています
か？

シプロキサン

正常　　　　混濁

排液がこのように混濁した場合には、退院時に処方された
シプロキサンを1錠飲んでください。
そして、にごった排液を絶対すてないで病院に持参してください。

排液が真っ赤！…でもあわてないで

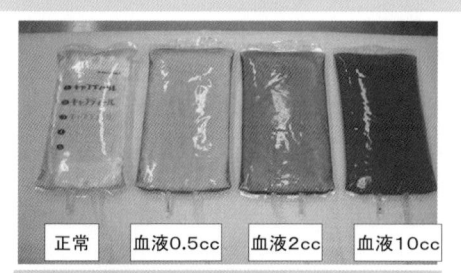

正常　　血液0.5cc　　血液2cc　　血液10cc

真っ赤でも出血量は少ないので心配しないでください。
出血が続くときには連絡ください。

フィブリンが出た

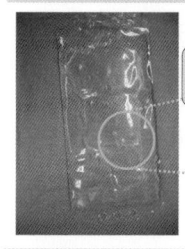 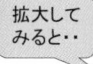 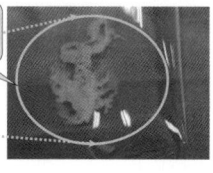

拡大して
みると‥

注・排液時間がいつもと変わらない場合には問題ありません。
外来の時にフィブリンの状況をお話しください。

ださい.

　　①腹痛，発熱などの症状がある時

　　②排液不良がある時（いつもと比べて除水できない時）

　　③不安である，または本人が判断できない時

　症状がない場合は，処方を受けた抗菌薬を飲んでもらい，翌日が平日の場合は翌日中に透析室に連絡，休日の場合は翌日中に救急外来受診を指示してください.

　その時に，**混濁した排液を必ず持参するよう説明してください**.

　また，**排液バッグは体から切り離して，そのままの状態で持参するように説明してください**．はさみで切って中身だけ容器を移して持ってきてしまうと培養検査ができなくなります.

　なお，血性排液は特に症状がなければ，次回外来で相談するように説明してください.

3．救急外来での対応

　上記の結果救急外来受診となった場合，患者が直接来院した場合には問診の上，下記検査をお願いします．なお，症状が強い場合には入院管理が好ましい.

＜検体検査について＞

　①一般検体検査

　発熱，症状がある時は，血算，生化などをチェックしてください．その上で，持参された排液を使用し，排液培養，排液細胞数のチェックを行ってください．検体採取の方法は以降に示します.

　②CAPD 排液検査

　排液検査は白の滅菌スピッツに 10 mL を採取し，緊急時採血の「外観・性状」「細胞数」をオーダーしてください.

　③排液培養検査（一般細菌培養）

　「一般細菌」から「CAPD 排液」を選択し，コメントに「血液培養ボトルで提出」と記載してください.

　血液培養ボトルに 1 セット採取してください.

　④排液培養検査（遠心分離）

　「一般細菌」と「抗酸菌」から「CAPD 排液」を選択し，コメントに「遠心分離用」と記載してください.

　培養検査は白の滅菌スピッツ 2 本に 10 mL ずつ分注してください.

　②③排液からの採取は，培養検査となるため，**清潔操作**で行っていただく必要があります.

　排液バッグには，種類によって，検体採取用の針穿刺可能なポートがあるものとないものがあります.

　ポートがある場合は，ポートをアルコール綿で 2 回消毒した後に，50 mL のシリンジで 30〜50 mL 採取．ポートがない場合は穿刺部位をアルコール綿で 2 回消毒し，直接

バッグに穿刺し 30〜50 mL 採取してください.

　　※バッグに直接針を穿刺することに対して針刺し事故のリスクが懸念されますが，現時点では上記の方法で採取しています.

　以上の検査をお願いします.

＜初期治療について＞

　PD 関連腹膜炎の判定基準は，排液細胞数において，白血球が 100 個/μL で，そのうち 50％以上が多形核白血球であることです．当院では排液細胞数 100 個/3 mm^{3}かつ多核球 50％以上を指標としています．

　上記が満たされなくても腹痛の所見が明らかな場合，あるいは細胞数が低くても排液混濁が明らかな場合は上記の初期治療をお願いします．

　　※PD 腹膜炎では，初期に症状がないまたは軽いことがある，排液混濁がない場合もあることを念頭に置く必要があります．

●参考とした資料

国際腹膜透析ガイドライン・勧告：腹膜透析関連感染症に関する勧告（2010 年改訂版）より

　3．腹膜炎の初期症状と対応

　腹膜炎の臨床所見

- ●排液が混濁している PD 患者は，腹膜炎が起こっていると考えるべきである．これは，排液の細胞数とその種類，および排液の培養により確認できる（エビデンス）.
- ●PD 関連腹膜炎に対してはできる限り早く経験的治療を開始することが重要である．腹膜炎に対する治療が適切に行われないと，再燃，カテーテル抜去，血液透析への完全移行，死亡といった重大な結果に至る可能性がある（オピニオン）.

　検体処理

- ●培養陰性の腹膜炎は，20％に満たないはずである．標準的な培養法では血液培養ボトルを使用するが，検出率を上げるために，排液 50 mL を遠心分離した後，沈澱物を培養するのが理想的である（エビデンス）.

　抗菌薬の経験的な選択

- ●経験的判断により抗菌薬を選択する場合にはグラム陽性菌とグラム陰性菌の両方を対象にしなければならない．本委員会は，経験的治療については，各施設において過去に腹膜炎を起こした菌に対する感受性に基づいて，それぞれ決めておくことを推奨する（オピニオン）．グラム陽性菌はバンコマイシンまたはセファロスポリンで，また，グラム陰性菌は第 3 世代のセファロスポリンまたはアミノグリコシドで治療することができる（エビデンス）.

　4．起炎菌同定後の腹膜炎治療

- ●培養結果と感受性が確定した後は，抗菌薬治療は狭い範囲の適切な薬剤に修正する．残存腎機能を有する患者（例：GFR で 5 mL/min/1.73 m^{2}以上）では，腎排泄量を考慮して抗菌薬投与量を調整する必要がある（オピニオン）.

表● 混濁排液の鑑別診断
●培養陽性の感染性腹膜炎
●無菌性腹膜炎
●化学物質による腹膜炎
●好酸球性腹膜炎
●血性排液
●悪性新生物（まれ）
●乳糜排液（まれ）
●腹腔を「空」にした後に採取した排液

資料2　出口部ケアシート ［解説→3章2. 腹膜炎予防の考え方］

＜出口部＞

①**発赤**　　　　　色調（　　　　　　）　　サイズ（　　　　　）mm

②**圧痛**　　　　　上　（　有　・　無　）　横　（　有　・　無　）

③**痂皮**　　　　　出口部周囲の（　　　）％

④**滲出液**　　　　（　　　　　　　　　）色

⑤**出血**　　　　　（　有　・　無　）

⑥**肉芽**　　　　　　　　　　　　　　　　　←場所を図示

⑦**硬結**　　　　　（　有　・　無　）

⑧**ダウングロース**　（　有　・　無　）

＜トンネル部＞

①**発赤**　　　　　色味（　　　　　）　　サイズ（　　　　　）mm

②**圧痛**

③**トンネル部からの浸出液**　（　　　　　　）色

＜主観的データ＞

①**違和感**　　　　（　有　・　無　）

資料3　受容段階ワークシート ［解説→4章2. 心理面］

①受容段階　評価ワークシート

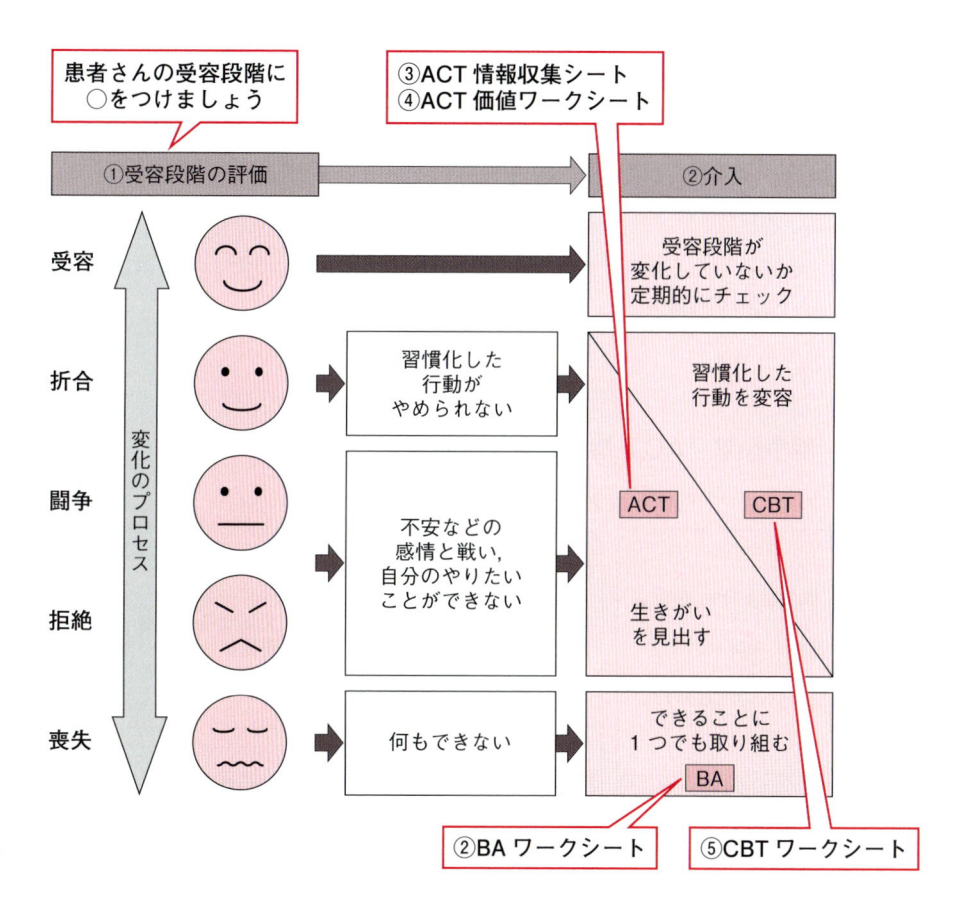

②喪失段階　BA ワークシート

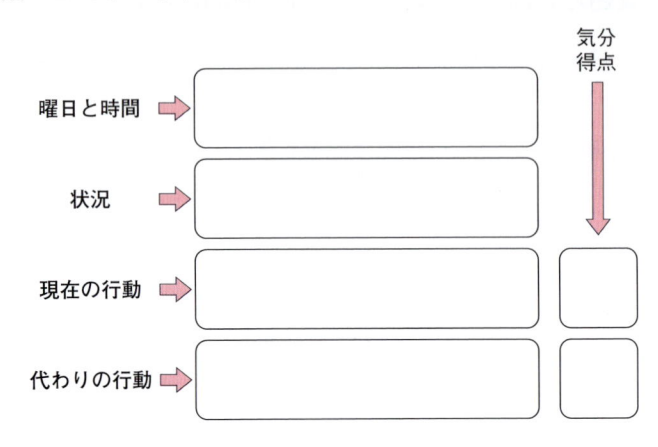

③拒絶・闘争段階　ACT 情報収集シート

下の3つのポイントを情報収集し，埋めていきましょう.

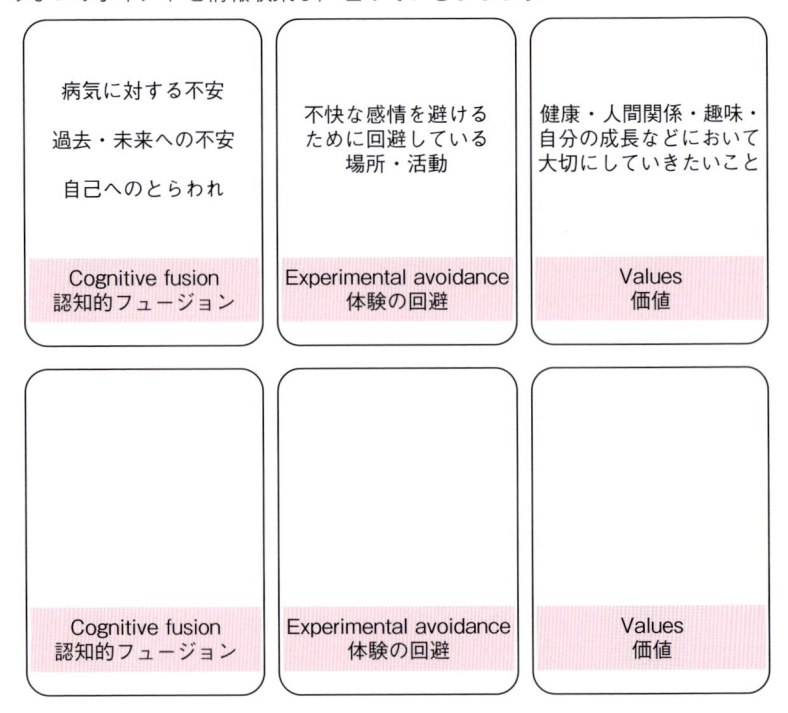

④拒絶・闘争段階　ACT 価値ワークシート

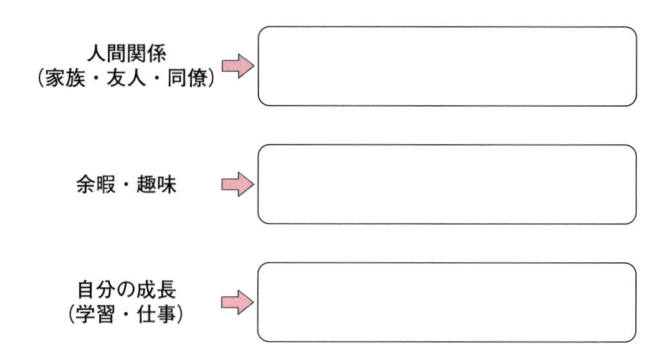

人間関係
（家族・友人・同僚）➡

余暇・趣味 ➡

自分の成長
（学習・仕事）➡

⑤折合段階　CBT ワークシート

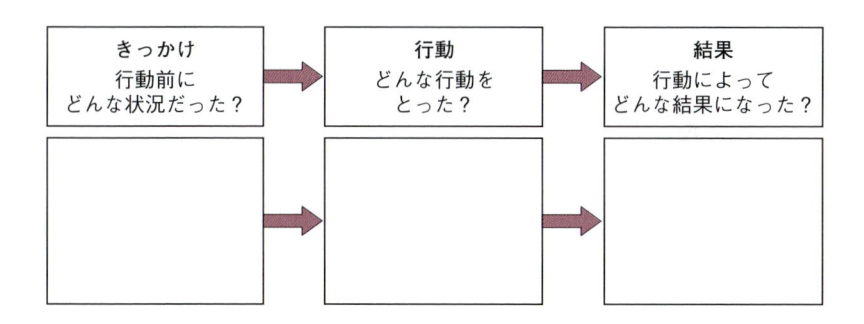

| きっかけ
行動前に
どんな状況だった？ | ➡ | 行動
どんな行動を
とった？ | ➡ | 結果
行動によって
どんな結果になった？ |

＜行動を減らしたい場合＞

きっかけ→減らす

行動　　→同じような結果が得られる代わりの行動（代替行動）を探す

結果　　→減らす

＜行動を増やしたい場合＞

きっかけ→増やす

行動　　→その行動を練習してもらう

結果　　→増やす

資料4　食事記録表 ［解説→4章 4. 減塩指導のポイント］

年　　　　月　　　　日（　　　　曜日）

	メニュー	材　料	量 (g)	エネルギー (kcal)	たんぱく質 (g)	脂　質 (g)	炭水化物 (g)	付加食塩量 (g)	
朝食									時刻　　時　　分 時刻　　　　分 場所 人数　　　　人
	小　計								
昼食									時刻　　時　　分 時刻　　　　分 場所 人数　　　　人
	小　計								
夕食									時刻　　時　　分 時刻　　　　分 場所 人数　　　　人
	小　計								
間食・飲み物								時刻　　時　　分
	合計								
運動									

JCOPY　498-22429

資料5　診療ワークシート ［解説→4章5. 診療のポイント］

＜定期外来用＞

- 症状または病名: #1. CKD stage 5（原疾患:　, 導入日:　）, #2 , #3

Subjective:

（本人）:

　時間性, 志向性について:（受容段階が進んでいる場合省略してよい質問）

　（症状や不安, 変化は？）:

　（今後どのような生活がしたいですか？）:

　（楽しみや趣味について？）:

身体化に関する意識:

　（食塩や水分は？）:

　（血圧は？）:

　（体重は？）:

　（PD の除水は？）:

　（出口部は？）:

　（血糖は？）:

（支援者: 本人と分けて情報収集）:

Objective:

- Vital & P/E:

　　血圧手帳: 記録 OK

PD 手帳: 記録 OK

血糖手帳: 記録 OK

- L/D: BNP: , Hb: , Alb: , CRP: , LDL: , iP/cCa: , ALP: , in-PTH: （月）

Assessment:

#1:

A．身体:

①体液（血圧）管理:
②出口部トンネル:
③貧血:
④栄養:
⑤炎症:
⑥LDL:
⑦CKD-MBD:
⑧溶質除去:

#2:

#3:

B．精神心理:

（本人）:

①疾患ライフの受容段階:
②（長期的な価値の意識化）:
③知識:
④自己管理習慣化: 食塩: , 出口部:

（支援者）

- 思い:

- 負担:

- 知識:

C. 社会生活:

- 仕事:

- 家族:　, 主たる支援者:

- 趣味:

- 一日の生活スタイル:

Plan:

＊＊＊＊＊＊＊＊＊＊＊＊＊＊＊　**PD維持期**　＊＊＊＊＊＊＊＊＊＊＊＊＊＊＊
■本人の言葉:
　　　　年　　月:
　(症状や不安は?):

　(生活面での不安は?):

　(日常社会生活で変わったことは?):

＊＊＊＊＊＊＊＊＊＊＊＊＊＊＊　**PD導入期**　＊＊＊＊＊＊＊＊＊＊＊＊＊＊
■他職種院内カンファ
　外来カンファ:

　PD導入時:

　PD退院前:

＊＊＊＊＊＊＊＊＊＊＊＊＊＊＊　**保存期**　＊＊＊＊＊＊＊＊＊＊＊＊＊＊＊
■本人の言葉:

■プロセス:(疾患ライフ)

＊＊＊＊＊＊＊＊＊＊＊＊＊＊　現在の治療内容　＊＊＊＊＊＊＊＊＊＊＊＊＊＊＊

■CKD stage 5D（PD 単独）

■PD メニュー：

■内服：

■エリスロポエチン：

＜保存期外来用＞

• 症状または病名: #1. CKD G（原疾患:　）, #2 ，#3

Subjective:
（本人）:
(注: 個別的):
　（症状は？）:

　（ご不安は？）:

　（日常の変化は？）:

　（大事にしていることは？: 注; 受容段階が進んで，既に言語化している場合は省略）:

　（楽しみや趣味について？: 注; 受容段階が進んで，既に言語化している場合は省略）:

(注: 普遍的):
　（食塩は？）:

　（水分は？）:

　（血圧は？）:

　（体重は？）:

　（運動は？）:

（支援者: 本人と分けて情報収集）:

Objective:
• Vital & P/E:

　　血圧や体重の記録の有無:

- L/D:
- eGFR:
- BNP:
- Hb:
- Alb:
- CRP:
- LDL:
- iP/cCa:
- ALP:
- in-PTH:
- u-Tp/Creat

Assessment:

#1:

A．身体:

　①体液（血圧）管理:

　②貧血:

　③栄養:

　④炎症:

　⑤LDL:

　⑥CKD-MBD:

　⑦尿蛋白:

　⑧血尿:

#2:

#3:

B．精神心理:

（本人）:

　①疾患ライフの受容段階:

　②（長期的な価値の言語化）:

　③知識（DVD などツールを活用）:

　　　　腎保護:

　　　　食塩:

　　　　CKD-MBD:

　　　　RRT:

④自己管理の習慣化:
　　　　食塩:
　　　　蛋白制限:

C. 社会生活:

- 仕事:

- 家族:

- 一日の生活スタイル:

Plan:
#1

＊＊＊＊＊＊＊＊＊＊＊＊＊＊＊　**個別性**　＊＊＊＊＊＊＊＊＊＊＊＊＊＊＊＊
■本人の言葉またはチーム医療アプローチ:
　<u>20XY 年 Z 月</u>:
■プロセス（できれば，初診時時間にライフと病いを誕生の時から語ってもらう）:

＜定期検査結果説明用＞

＊＊＊＊＊＊＊＊＊＊＊＊　　　年　月定期検査結果　＊＊＊＊＊＊＊＊＊＊＊＊

- 症状または病名：
- 現在の治療内容：
- 内服：
- エリスロポエチン：

（　　　）内は以前の結果．半年ごとで，右に行くほど古い．
赤字で示された項目は注意．

（心不全，動脈硬化合併症に関連する項目）

1. 血圧：
2. ヘモグロビン（Hb）：
3. Alb（アルブミン）：
4. cCa（カルシウム）×iP（リン）：
5. CRP：
6. LDL コレステロール：
7. 中性脂肪：
8. HbA1c：
9. CTR（%）：
10. BNP：
11. 心電図異常：
12. LVM-I：
13. 心臓弁膜症：
14. BMI：
15. 喫煙：
16. 身体活動：
17. ABI（右/左）：　　／
18. 過剰水分量（L）：
19. フットケア：スコア　点　コメント「　　　　　」

（自己管理行動に関する検査）

1. 食塩摂取量：直接推定法：　g/day　　塩分摂取聞き取り法：　g/day
2. 出口部トンネル管理：「　　　　　」
3. 手技・緊急時対応：「　　　　　　」

（骨代謝に関連するホルモン）
i-PTH:

（癌を早期に発見するための検査）
1. 胸部エックス線:
2. 腹部エコー:
3. 便潜血:　　　　　　ピロリ:
4. 腫瘍マーカー:

（腹膜劣化がないか，透析が十分かどうか，蛋白摂取を調べる検査）
1. PD 歴:　　年
2. 週間 Kt/V:（残腎）＋（腹膜）＝
3. 週間 Ccr:（残腎）＋（腹膜）＝
4. nPNA:
5. D/P creat:
6. 腹膜炎既往:
7. 中皮細胞診: 反応性中皮:　　, 扁平大型中皮:
8. 出口部・トンネル: OK

■コメント:

資料6　PDカンファランスシート ［解説→4章6. 院内システム構築］

＜導入前カンファランス用＞

＊＊＊＊　　　腹膜透析導入前カンファランス　　　＊＊＊＊

【出席者】

- 患者さん，支援者（ご家族，同居人，代理人など）
- 医療者（担当医師，外来・病棟看護師，医療相談室看護師など）

【内容】

①今後の生活で続けていきたいこと　大事にしていること（患者さん・ご家族より）

②腹膜透析選択理由，導入に際して不安な点（患者さん・ご家族より）

③外来での自己管理・生活面・知識・ご自宅環境など（外来看護師より）

④社会資源の導入，書類申請について（医療相談室看護師より）

⑤退院までに必要な物品について（メーカー担当者より）

【知識】（医師より）

- 腎代替療法の概要：別紙参照
- 腎保護のポイント：「　　　　　　　　　」
- PDを良好に保つには食塩と感染予防が最も大切です！
- 腹膜透析合併症について：感染を一番に気をつけます．「予防」「早期診断」
  - ①基本に忠実な操作（入院中に病棟看護師をメインにしっかりトレーニングを受けていただきます．自己流が一番危険です．不安な際には退院後しばらく訪問看護師の導入も可能です．）
  - ②食塩管理
  - ③便通管理　が合併症予防のポイントです！

※内視鏡検査，婦人科検診を受ける際は予めご相談ください．

【今後の予定】 スケジュール表参照（病棟看護師より）

- 手術日　　　・方法　　　・中間カンファランスの日程

【ご質問】

- ご不明な点はその都度スタッフにお問い合わせください.

<＜中間カンファランス用＞

$$* * * *\quad 中間カンファランス\quad * * * *$$

【出席者】
- 患者さん，支援者（ご家族，同居人，代理人など）
- 医療者（担当医師，外来・病棟看護師，医療相談室看護師，メーカー担当者，訪問看護師，在宅医など）

【内容】
⑥現時点での問題点や不安な点（患者さん・ご家族より）
⑦手技・知識獲得の進行具合（病棟看護師より）
⑧治療メニューの経過と退院時メニューの予定（医師より）
⑨社会資源の導入，書類申請について（医療相談室看護師より）
⑩退院後の生活面・治療面・サポートなどについて（外来看護師・訪問看護師より）
⑪退院までに必要な物品やご自宅環境について（メーカー担当者より）

【今後の予定】 スケジュール表参照
- 栄養指導の日程（未受講であれば）
- 退院前カンファランスの日程
- 退院日のめやす

【ご質問】
- ご不明な点はその都度スタッフにお問い合わせください．現在の時点でご不明な点がありましたらこの場でお答えいたします．

＜退院前カンファランス用＞

＊＊＊＊　　退院前カンファランス　　＊＊＊＊

【出席者】
- 患者さん，支援者（ご家族，同居人，代理人など）
- 医療者（担当医師，外来・病棟看護師，医療相談室，※訪問看護師，※在宅医，メーカー担当者など）　　※必要時

【内容】
⑫退院に向けてご不安な点・希望する生活など（患者さん・ご家族より）
⑬手技・知識・緊急対応・退院後生活についての確認（病棟看護師より）
⑭治療メニューの経過と退院時メニューの予定（医師より）
⑮社会資源の導入，書類申請について（相談室看護師より）
⑯退院後の生活面・治療面・サポートなどについて（外来看護師・訪問看護師より）
⑰退院までに必要な物品や処方の配送日について（メーカー担当より）

【今後の予定】
- 退院日の決定
- 外来日の決定
- 外来受診のながれ，持参するものなど（外来看護師より）

【ご質問】
- PD を良好に続けていく上で大切なことは何でしょうか？
- もし排液が濁っていたらどのように対応しますか？
- もし接合不良・液漏れがあったらどのように対応しますか？

　ご退院おめでとうございます！！　長いトレーニング期間おつかれさまでした．
　これからはご自宅での生活が待っています．ご不安な点はその都度サポートいたしますので外来スタッフを中心になんでもご相談ください．

資料 7　療法選択ワークシート［解説→5 章 2. 実践］

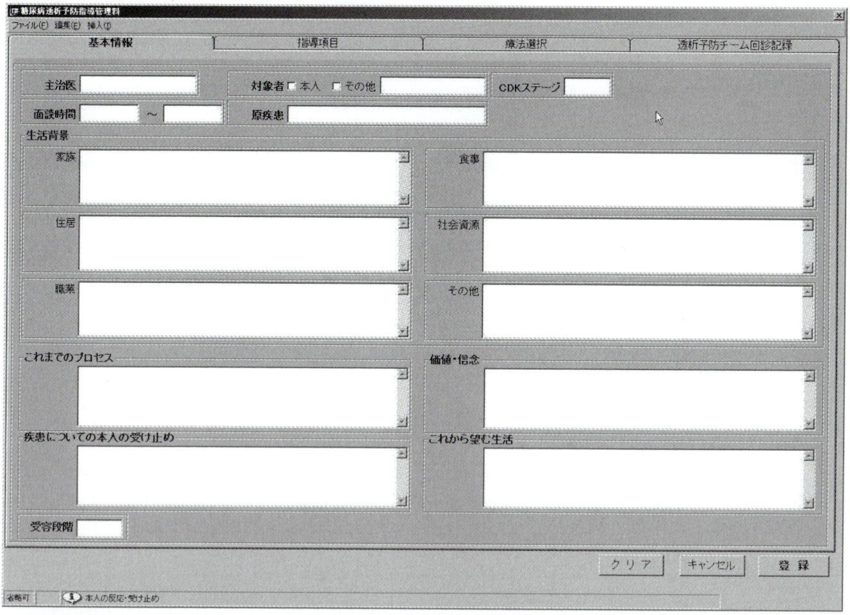

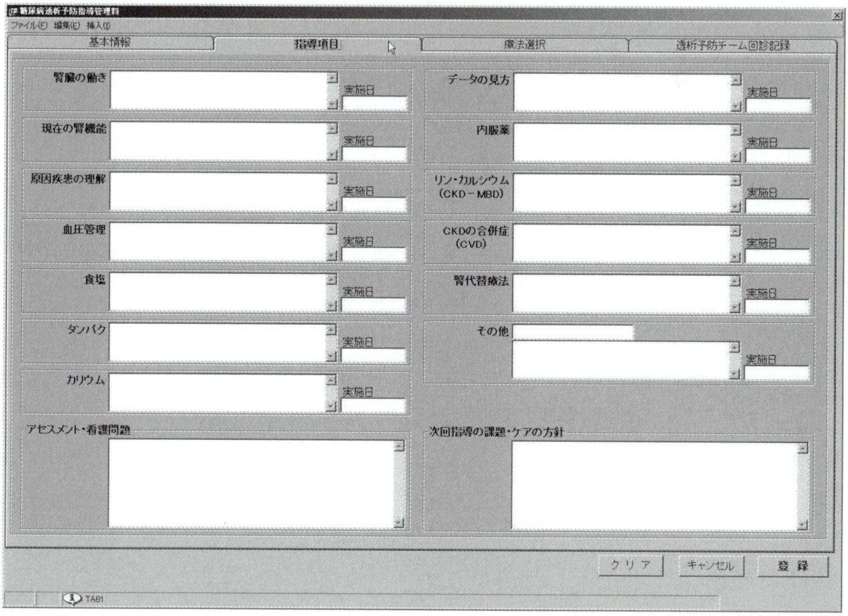

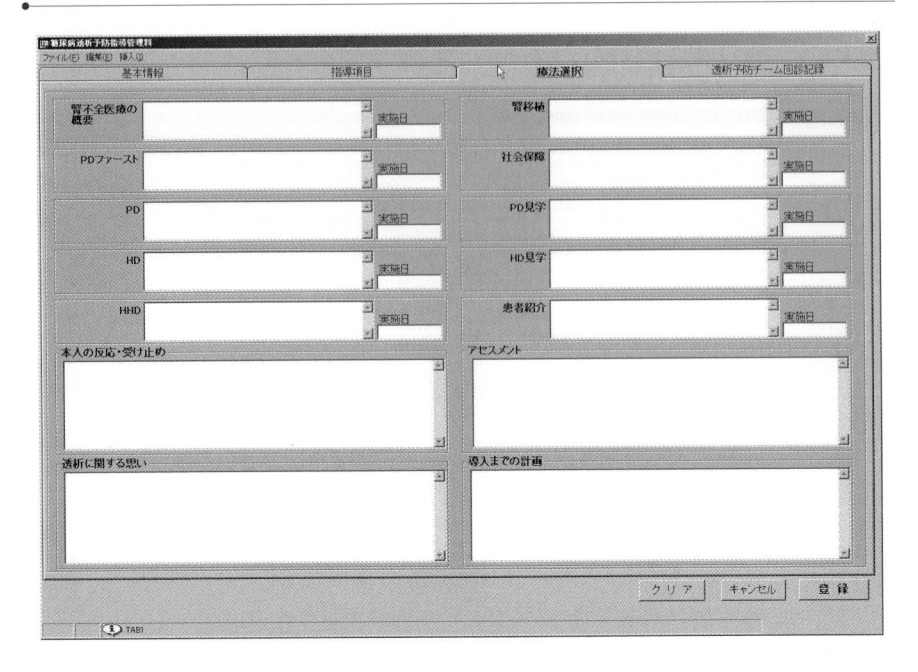

デイリーケア　　　　　年　　月　　日　患者名(　　　　　) 殿

確認事項		要ケア・ケア不要	実際の状況	今後の計画
		○・×	○誰が・×	いつ, 誰が
① モーニングケア	1. 起床			
	2. 洗面			
	3. 歯みがき			
	4. 整髪, 化粧			
	5. 髭剃り			
	6. 清拭・シャワー浴			
	7. 陰部洗浄・清潔			
	8. 着替え			
	9. 移動			
	10. その他			
② 食事ケア	1. 炊事			
	2. 姿勢セット			
	3. 介助			
	4. 後片付け			
	5. 服薬援助			
	6. 口腔ケア			
③ 排泄	1. トイレ介助			
	2. オムツ交換			
	3. 尿便器整理			
④ 移動	1. 座位援助			
	2. 椅子などへの移動			
	3. ベッドへの移動			
	4. 体位変換			
⑤ おやつ	1. おやつ・お茶			
	2. 移動			
	3. おしゃべり			
⑥ イブニング	1. トイレ援助			
	2. 洗面			
	3. 着替え			
	4. ベッドなどへの移動			
	5. 周囲セット			
⑦ 家事	1. ゴミ出し			
	2. 周囲整理整頓			
	3. その他			

ニーズプランチェック　　　　年　　月　　日　患者名(　　　　　)殿

確認事項		要ケア・ケア不要	実際の状況	今後の計画
		○・×	○誰が・×	いつ，誰が
ウィークリーケア	1. 洗濯　　　干す			
	たたむ			
	収納			
	2. 掃除　　　居室			
	その他			
	3. 買い物　　食品			
	日用品			
	その他			
	4. 入浴・清拭　準備			
	移動			
	洗体			
	5. 爪切り			
	6. リハビリ			
	7. 通院送迎			

		本人の希望	実際の状況	ケア計画
クオリティーケア	散歩			
	墓参り			
	帰省			
	散髪・美容院			
	趣味			
	旅行			
	外食			
	自分で買い物			
	観劇・コンサート			
	会いたい人に会う			
	宗教活動			
	その他			

JCOPY 498-22429

索引

絶対成功する腎不全・PD 診療
TRC（Total Renal Care）
―治療を通じて人生を形作る医療とは　©

発　行　2016 年 6 月 10 日　1 版 1 刷
　　　　2019 年 11 月 1 日　2 版 1 刷

監修・
編著者　石　橋　由　孝

編著者　上　條　由　佳
　　　　藤　本　志　乃

発行者　株式会社　中 外 医 学 社
　　　　代表取締役　青　木　　滋

　　　　〒162-0805　東京都新宿区矢来町 62
　　　　電　　話　　03-3268-2701（代）
　　　　振替口座　　00190-1-98814 番

印刷・製本/三報社印刷(株)　　　　　　　　〈KS・HU〉
ISBN978-4-498-22429-2　　　　　　　Printed in Japan

JCOPY　＜(社)出版者著作権管理機構 委託出版物＞